主　编　杨金生　王莹莹

主　审　李经纬

副主编　张　丽　邓　孜　李爱国

　　　　闫平慧　赵美丽　陈　枫

编　者　(按姓氏笔画排序)

王　冶　王　杰　王　玲

田　浩　刘　朝　刘来强

刘海华　孙煜辉　苏　李

李　侠　杨　莉　杨金洪

肖　涛　冷　阳　张　颖

张　巍　张豪斌　陈　虹

陈大荣　陈滢如　郑君圣

屈建峰　袁　震　徐东升

徐青燕　高海波　郭浪涛

郭淑红　雷学峰　薛晓静

中国标准刮痧（第2版）

U0364629

西安交通大学出版社

XI'AN JIAOTONG UNIVERSITY PRESS

图书在版编目（CIP）数据

中国标准刮痧 / 杨金生，王莹莹主编 .—2 版 .—西安：西安交通
大学出版社，2016.12（2017.8 重印）

ISBN 978-7-5605-9266-4

Ⅰ.①中… Ⅱ.①杨…②王… Ⅲ.①刮搓疗法 Ⅳ.① R244.4

中国版本图书馆 CIP 数据核字（2016）第 309816 号

书　　名	中国标准刮痧（第 2 版）
主　　编	杨金生　王莹莹
责任编辑	问媛媛　王 雯
音像责编	张春荣
出版发行	西安交通大学出版社
	（西安市兴庆南路 10 号　邮政编码 710049）
网　　址	http://www.xjtupress.com
电　　话	（029）82668357　82667874（发行中心）
	（029）82668315（总编办）
传　　真	（029）82668280
印　　刷	中煤地西安地图制印有限公司
开　　本	787mm×1092mm　1/16　印张　20.125　彩插 1 页　字数　208 千字
版次印次	2017 年 2 月第 2 版　2017 年 8 月第 2 次印刷
书　　号	ISBN 978-7-5605-9266-4
定　　价	56.00 元

开 篇 语

早在中医经典传世著作《黄帝内经》中，就记载了砭、针、灸、药、导引五大疗法。这五大疗法历经不断发展和完善，对大众的医疗和保健做出了巨大贡献。砭，亦称砭针，以石刺治病，是针灸、刮痧早期的医疗形式，如今在民间流传用石片、瓷片、水牛角板在体表进行刮拭的刮痧疗法，就是古代砭石疗法在当今的主要存续形式。

说到刮痧，年长一点的朋友都感觉不陌生，很多人都有家中长辈或者乡村里有经验的老人，拿着瓷匙为自己或邻里街坊刮痧的记忆。着凉了、发热了、吃坏肚子了……所有的痛苦在他们手下用小小的瓷勺刮磨蹭按，都会很快消失，这对很多人而言，是童年里最温馨的一幕。

细细琢磨，在我国民间流传较广、群众容易接受的保健方法，应该就要数刮痧疗法了，没有哪一种方法比刮痧更简单、灵验、方便而廉价的了。说它简单，是因为自古至今用刮痧来治病的很多都是目不识丁、没有太多文化知识的普通人；灵验，是因为刮痧疗法对伤风、中暑和骨关节疼痛性疾病，都有很好的防治效果，尤其对颈肩痛、腰背痛等现代常见疾病，常常是立竿见影、疗效迅速；方便，是因为刮痧所用的器具往往可以就地取材，不管是名贵的玉器、砭石，还是光滑的瓷器、牛角，都可以成为刮痧的工具；廉价，一小瓶刮痧润肤油、一小块刮痧板可以用好多年，而且自己就可以进行操作，长期算下来成本很低。

我们今天所说的刮痧疗法，已由过去粗浅、主观、单一的经验疗法，上升到有系统理论指导、有完整手法和改良的工具、适应病种广泛的自然疗法之一。在理论研究上，由经验刮痧发展成为有中医针灸经络理论指导，循经走穴，内症外治的辨证刮痧；在操作方法上，刮拭部位从脊背两侧或四肢远端穴位，发展到人体各部位点、线、面的结合等20多种手法；在工具选择上，刮痧板由原来的铜钱、毛发、苎麻、汤匙发展为材质和形状多样的水牛角、玉石、砭石等刮痧板；在适宜病种上，由早期主要治疗痧病发展到可以治疗内、外、妇、儿等科400多种病症，并涉及消除疲劳、减肥、养颜养容等养生保健领域。现代刮痧疗法是在古代刮痧基础上发展起来的、更为广泛的治疗疾病的一种外治法。

尽管现代科技不断发展，医药技术日新月异，但人们常常有诸多抱怨，如"病越查越多""药越吃越多""副作用越来越多""费用越来越贵"等。当人们追逐健康的步伐越来越疲倦、迷茫，与疾病、药物做斗争越来越无止境，越来越感到力不从心的时候，以刮痧为代表的中医传统非药物疗法又一次出现在人们的视线里，刮痧以其自然、健康、无毒副作用的优点成为人们竞相追逐的又一热点。

但是目前在市面上有些刮痧书籍，一方面其作者并非医师，也未从事医疗活动，只知中医刮痧皮毛，声称刮痧很简单，就是左刮刮、右刮刮，却往往不见治疗效果；另一方面，以刮痧大家自居，标新立异，任意扩大刮痧适宜范围，片面强调出痧效果，却每每造成不良后果。其实刮痧作为中医独特的外治疗法，有它的奥妙所在。为了普及刮痧知识，让刮痧这一传统疗法更好地为大家服务，我们组织专业从事刮痧研究的医务人员，以科普知识写作的手法、通俗易懂的大众口气撰写了《中国标准刮痧》，全书分为上篇刮痧止痛、中篇刮痧治病、下篇刮痧保健共三篇，重点介绍如何在中医经络腧穴理论的指导下，循经走穴，辨证刮痧，教会大家如何在刮痧过程中将刮拭部位的点、线、面有机结合，这样不但提高了刮痧的治疗效果，而且又保证了刮痧治疗的安全性。

同任何一种疗法一样，刮痧作为一种自我保健方法，有它自己的适用范围。刮痧可以活血化瘀、改善血液循环、疏经通络、调整关节结构和功能，尤其对疼痛性疾病、骨关节退行性疾病和神经、肌肉、血管性等疾病，均有较好的防治效果，因此，本书刮痧止痛篇介绍了头、颈、肩、背、腰、腿以及四肢关节疼痛的自我保健刮痧疗法。刮痧能驱邪排毒、促进新陈代谢，加快慢性病恢复，刮痧治病篇介绍了高血压、中风后遗症、感冒、失眠等常见病、慢性病的调理恢复方法。此外，刮痧还能够益气扶正、调节免疫能力，对亚健康具有较好的调控作用，通过刮痧能够提早干预、提早治疗、防止亚健康向疾病发展，本书特设刮痧保健篇以介绍刮痧美容、减压放松、缓解疲劳等方法；通过疾病的形成原因、辨证取穴刮痧，辅以饮食运动保健常识等内容，系统介绍了每一个疾病的刮痧保健方法。

《中国标准刮痧》中所说的"点"，除了针灸常用的经典腧穴和以痛为腧的穴位之外，还有一个很重要的位置就是肌肉的附着点。保健时经常会碰到这样一种情况，同样是颈部僵硬，为什么如果只刮脖子附近的风池、风府、肩井等穴位效果会一般呢？这是因为没有对僵硬肌肉的附着点进行刮拭，如果刮拭的距离长一点，把枕骨隆突的肌肉附着点、乳突周围肌肉附着点都进行刮拭，那效果就截然不同了。

《中国标准刮痧》中所说的"线"，也不仅是一般所指的经脉循行路线，还包括血管的分布以及走行线路。也就是说，在刮痧的时候，除了经络的循行路线之外，更要注重神经、肌肉、血管的分布，要顺着动脉血液循行的方向刮拭，以促进血液循环，加速疼痛部位致痛物质的代谢和分解，来提高疗效。当然，这也不能一概而论，要依病性和病位而刮，如果是治疗下肢静脉曲张，就要由下向上，顺着静脉血液循行的方向来刮痧，要加速静脉血液回流到心脏，减轻下肢静脉血管的压力和负担，其实初衷是一样的。

《中国标准刮痧》中所说的"面"，不仅仅是指刮痧的表面区域，更要观察和判断，疼痛部位的区域是由哪一个神经支配或者上一级神经元的反射区域在哪里，刮痧时要围绕神经支配区域和感传方向进行刮拭，这样治疗才有针对性。如小腿后外侧疼痛，除刮拭小腿局部和相关的委中、环跳穴以外，还要刮拭同侧腰部的肾俞到关元俞区域，知道腿痛是由于坐骨神经受压引起的，就很好理解了。

综合起来说，刮痧要做到点、线、面的结合，找到穴位或者病痛点，参考经络和血液循环的方向进行刮拭，同时顾及到相关神经支配区域，将刮痧技术和现代科学结合、局部重点刮拭和整体全面调节相结合，有利于使刮痧疗效更稳定持久。

在家中自我刮痧保健时，除了选取适合刮痧的适应证，掌握刮拭部位点、线、面的结合外，还要根据不同部位、病症选取适宜的刮拭手法，因为不同部位的组织结构不同，病症的虚实属性不同。例如，老年体弱者以及辨证属于虚证的多用轻手法；腰背部脊柱两侧、下肢肌肉较丰满处、青壮年体质较强者以及辨证属于实证、热证的多用重手法；肋间隙、肩关节周围刮痧要采用弧线刮法；肌肉丰满处的穴位，或刮痧力量不能深达，或不宜直接刮拭的骨骼关节凹陷部位，如环跳、委中穴处多用点压法。此外，刮痧有一定的注意事项和禁忌证，不能包治百病，也不是人人皆宜，更不能随心所欲，在本书各章节中详细介绍了刮痧的注意事项和禁忌，以确保自我保健刮痧能够安全使用。

刮痧疗法是家庭常见的保健良方，是人们用以自疗或者为亲人朋友治疗常见疾病的好方法。所谓"就时代之呼声，顺历史之潮流"，意为既是时代的需要，也是中医刮痧千年不衰的秘诀。除了治病之外，刮痧对处于健康和亚健康状态的人都有保健作用，健康的人可以通过刮痧来增强体质，预防疾病的发生；亚健康的人刮痧，能够防患于未然，将身体调理到健康的状态；患有慢性疾病的人也可以将刮痧作为一种日常理疗的方法，促进身体的康复和好转。也正因为它有这许多的益处，尽管目前物理疗法很多，但刮痧疗法作为一种中医独特的外治法具有难得的优势和实用价值。《中国标准刮痧》一书中，涵盖了各种常见病和时下高发病的治疗方法。为了让大家对自己的身体和健康有一个更科学的认识，这本书还特别添加了一些有关慢性病以及身体调理方面的内容。对那些想通过自我保健刮痧提高身体素质、防治疾病，或是想通过学习刮痧、从事刮痧职业的朋友来说，本书都是一本必备的刮痧实用手册。

　　本书在编写过程中得到了中国中医科学院针灸研究所、中国针灸学会砭石与刮痧专业委员会、北京金龙康而福刮痧拔罐研究院（http：//www.acutimes.com/guasha/index.html）等单位的大力支持，凝聚了劳动和社会保障部《保健刮痧师国家职业标准》、国家中医药管理局与人力资源和社会保障部《中医刮痧师职业标准》、国家中医药管理局GB/T 201709.22—2013《针灸技术操作规范第22部分：刮痧》等多个相关课题组专家成员的智慧和心血，参考了与刮痧病症相关的养生保健文献，在此向给予本书指导的单位组织和专家学者表示最诚挚的感谢。由于刮痧的标准和规范化研究尚处于起步阶段，加之作者水平有限，难免有不足之处，诚恳欢迎广大读者致电 010-64013008 提出宝贵建议，以待进一步完善。

刮痧拔罐
祛病療疾

楊金生博士紀念

二零零三年七月
程莘農于首都晚秋

贈

序

健康靠自己

社会越进步，生活水平越高，人们对健康就越关注，追求健康长寿是人类永恒的话题。"养生能长寿"，这是众所周知的一句大实话，但如何养生，各有不同的见解。尤其近几年，随着信息传媒技术的普及和发展，社会上刮起了"中医药保健养生"的热潮，各大电视台、广播电台、报纸杂志、图书专著和大小网站等，到处都有"中医药保健养生"的声音和影子。其实养生的关键在于养心，就是不生气，生活中简单一点、自然一点、清淡一点。清淡，不仅是口味清淡，不宜肥甘厚味，日常以粗茶淡饭为主，更重要的是情志的"清淡"。清与淡分别代表着清心寡欲和淡泊名利，说白了就是欲望不要太多，挫折不要看得过重，正所谓"心清水现月，意定天无云"。

回顾人类疾病防治的历史，不同历史阶段都有一些特色的养生保健和治病方法，人类的保健、医疗思想萌芽和实践活动，是与人类的生活生产实践，及其与自然相搏、与疾病斗争的实践活动同步产生的。距今两千多年以前的古书中，经常提到原始的针刺工具是石器，称为砭石，《山海经·东山经》中记载了外科手术器械——砭针，"可以为砥（砭）针，治痈肿者"，《说文解字》注："砭，以石刺病也。"在当时的环境下，先民们就懂得了使用尖状器、刮削器之类的打制石器以刺破痈疡，排出脓血，使病痛缓解；随着经验的积累，石器治病的应用范围也逐渐扩大，由于掌握了磨制精巧石针的技术，在应用砭石工具的基础上，不断产生了刮痧、针灸等疗法。我从医 70 多年来，只有针药结合疗效比较显著，然而一般人不易掌握以经络腧穴理论为指导的针灸疗法，只有专业的针灸医生才能掌握，如何寻找一个老百姓能够实现家庭自我保健治病的方法呢，刮痧疗法就是其中之一。"健康靠自己"就是要自己关注自己的健康，多学习和掌握一些常见的非药物保健技术，自己给自己保健，持之以恒。对于疾病，与其发现了再去治疗，不如早做防备。在寻常人家里，借助边角光滑的瓷器、牛角或玉器等工具，再涂上一层刮痧油，在体表相应的经络穴位进行手法刮拭，就可以防治疾病。刮痧疗法是我国民间特色疗法之一，为中医外治法的重要组成部分，以其历史悠久、简便易学、疗效显著，深受广大群众的欢迎，长期以来薪火相传，沿用不废。不仅作为中医临床特色技能而被医疗机构广泛采用，同时也作为自我保健手段而被大众广泛应用。健康人群进行刮痧保健，未病先防，可以增强体质，调节功能，预防疾病的发生；亚健康人群进行刮痧保健，可以促进康复，防止其向疾病转变；慢性病人群进行刮痧保健，既病防变和病后促健，可以改善症状，延缓病情发展。

我的门生杨金生教授和王莹莹博士，近年来主要承担了与刮痧有关的国家标准化研究课题，如劳动和社会保障部"保健刮痧师国家职业标准、培训教程及考试题库"的制定，科技部"十一五"国家科技支撑计划"刮痧补泻手法治疗腰痛的规范化研究"，国家中医药管理局"刮痧疗法技术操作规范""中医刮痧师职业标准、培训教程"的制定以及刮痧、拔罐外治法和清肠排毒等多项国家中医药管理局继续教育项目，在刮痧标准制定和培训推广方面，积累了丰富的经验，集 20 多年的研究，编写《中国标准刮痧》，是刮痧研究和临床应用的又一里程碑。

　　《中国标准刮痧》介绍了常见痛证、慢性病刮痧康复和刮痧保健方法，并配以图示，图文并茂地将刮痧疗法通俗地呈现给大家，不仅教大家如何养生保健，还教大家如何在中医经络腧穴理论指导下循经刮拭和辨证取穴，以便掌握正确的刮痧，为大众自我保健和治病提供一种标准规范的绿色健康疗法。其实不是每一个人或医生都能够编写医学科普书籍的。医学科普图书是向大众传播医学知识的平台，介绍临床工作中的所见所闻、疾病的发病与防治常识、日常生活保健养生的诀窍，是关注生命和健康的科学书籍，可普及医药知识，使民众获得自我健康意识与保健技能，提高防病能力，促进民众身心健康。有鉴于此，我乐为之序。

附：程莘农简介

程莘农，中医针灸学家，针灸界第一位中国工程院院士，国医大师，中国中医科学院首席科学家，中国针灸国际培训事业的开拓者之一。毕生致力于针灸临床、教学、科研工作，担任国家攀登计划"经络研究"的首席科学家，主持过多项有关针灸经络的学术研究，临床实践中提出许多学术思想、观点，其所编著的《中国针灸学》是风靡海内外的国际针灸教材，为中国的针灸事业做出了卓越贡献，历任第六、七、八届全国政协委员，为中央文史馆馆员。

目　录

下篇　刮痧保健：刮出长寿好容颜

上　篇

刮痧止痛

学会刮痧，从头到脚不疼痛

一、头痛——偏头痛和三叉神经痛的刮痧

头痛是一种很常见的症状，几乎所有人都有过头痛的经历。在忙得不可开交的时候，大家挂在嘴边的一句话就是"哎！真头痛"。起初也许只是一种说辞，但久而久之，也许就真正出现了让许多朋友头痛的"头痛病"。尤其在现代紧张、快速、不规律的生活条件下，令人麻烦的头痛已经不是说说那么简单了。虽然统以"头痛"概之，但不同的人却有着不同的表现症状，有的头痛出现在面额部，只持续几秒钟，像电击一样，一晃而过；有的头痛定时出现在"后脑勺"上，就像念了"紧箍咒"一样；有的在太阳穴和眼眶后面出现"一跳一跳"的疼痛，短暂但却非常强烈。

为什么一个头痛却有着不同的感觉呢？这是因为引起头痛的原因有很多，加上个体之间存在差异，所以，头痛的具体部位和感觉不一样。并且，头痛不仅是一些疾病的常见表现，还是一些严重疾病或是慢性病突变加重的早期"信号"。所以，当偶然发生头痛后又持续或反复发生时，一定要去医院做详细的检查，不能掉以轻心。

常见头痛可分为血管性头痛、神经性头痛和头部器官及邻近组织病变引起的头痛等。血管性头痛包括各种类型的偏头痛、高血压头痛等，神经性头痛包括三叉神经痛等，颈椎病、青光眼、眼睛屈光不正、鼻炎、鼻窦炎、头部器官及邻近组织病变也可引起头痛。

中医理论认为，头部是"诸阳之会，百脉所通"，既与经络相连，

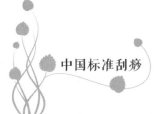

又有眼、耳、鼻、口等诸窍。因此，许多疾病的症候都会反映到头部。如起居不规律、坐卧当风等，非常容易感受外部邪气的侵袭，导致突发的外感性头痛，这种头痛表现比较急，常表现为胀痛、头痛如裂等。此外，长期的过度思虑、劳累困倦以及久病入脑络等因素都会导致内伤性头痛，其痛势绵绵、时痛时止、长久不愈，常表现为头脑不清、头痛昏沉等（表1）。

对于急性外感头痛或单纯性的慢性内伤头痛，如上述各种感冒引起的头痛、肌肉紧张性头痛及血管、神经性头痛等，刮痧都具有较好的缓解作用。一是刮痧比较安全，刮痧刺激人体经络、穴位，不用服药，对人体没有伤害，治疗头痛效果好；二是刮痧比较简便，是绿色疗法，操作方便，价格低廉，让人们少花钱、省时间。

表1　常见头痛原因简易辨别法

疾　病	常见症状
感冒性头痛	急性发病，头痛，双侧眼球后疼痛剧烈，恶寒，发热，身痛，鼻塞流涕，打喷嚏，咽干，咽痛
高血压头痛	多为持续性钝痛或搏动性胀痛，甚至有炸裂样剧痛，常在早晨睡醒时发生，起床活动及饭后逐渐减轻，一般可由于情绪激动或工作过劳而加重，且午后再度加重
头部、颈部肌肉紧张性头痛	频繁后头部持续性钝痛，如带子紧束头部有压迫感或沉重感，常伴有头昏、失眠、焦虑或抑郁等症状。疼痛部位肌肉会有触痛或压痛，甚至牵拉头发也有疼痛，颈肩背部肌肉紧束不适，有僵硬感
偏头痛	发作时，常见单侧太阳穴处或眼眶后搏动性头痛，单或双侧额部头痛等，常伴恶心、呕吐、怕光、疲劳感等。压迫同侧颈部的颈动脉或面部颧弓处的颞浅动脉头痛可减轻

疾　病	常见症状
三叉神经痛	在头顶前部、上颌部、下颌部，出现骤发、骤停的呈闪电样、刀割样、烧灼样难以忍受的剧烈性疼痛。有时说话、刷牙或微风拂面时都会导致阵痛
颈椎病引发头痛	颈后部及后脑勺处疼痛，可放射至一侧额颞部甚至一侧眼眶的周围，多发于40岁以上，常伴有一侧肩部以及上肢的麻刺感和疼痛，颈部过度伸屈或侧转可加剧疼痛并向上肢放射
神经衰弱	对声光刺激特别敏感，伴有精神不振，情绪低落，常感疲乏，记忆力减退，注意力不集中，青壮年多见
中暑	在高温、热辐射或强烈日光长时间作用下，出现疲乏、头痛、头晕、口渴、多汗、脉搏与呼吸加快等
经前期紧张综合征	精神紧张，烦躁易怒或焦虑，全身乏力，失眠，头痛，注意力不集中，甚则腹胀、呕吐、全身水肿。以上症状一般于月经来潮前 7 ~ 14 天开始出现，经前 2 ~ 3 天加重，经期内症状明显减轻或消失

刮痧治疗头痛的基本方法

应用刮痧治疗头痛时，主要是刮头部相关的区域。刮拭头部一般不用涂抹刮痧油或刮痧乳。

刮拭头部时，先刮拭头部左右两侧，用刮痧板沿耳朵的轮廓画一个问号，从前到后进行梳理，等慢慢刮到头正中时再换到另一边刮拭，

刮痧重点

◎头部两侧：经外奇穴——太阳；足少阳胆经——风池
◎头顶部：督脉——百会、神庭；足太阳膀胱经
◎额部：印堂
◎枕部：风府、天柱

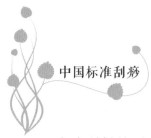

左边刮得差不多了再来刮右边。然后再以百会穴为界将头分成前后两个部分，先刮前半部，按照个人习惯从左向右或者从右向左都可以（参照图45）。刮完前面再刮后脑勺，后脑勺的刮拭方法和前面的刮拭方法差不多，要全部刮到，不要留"死角"，使整个头部放松。下面详细介绍头部分步刮痧方法：

1. 头部两侧刮痧（参照图46）

操作者一手扶持患者头部右侧，保持头部相对稳定；另一手握持刮痧板刮拭头部左侧，从经外奇穴太阳穴附近开始，绕耳上，向头侧后部风池穴方向刮拭，先轻刮，然后力量逐渐加重，以能够承受为度，最后再逐渐减力轻刮，每一侧刮拭10～20次即可。风池穴为胆经循行区域，通过刮拭能够使头部放松，缓解疼痛，然后左右手交换刮拭头部右侧。

2. 头顶部向前刮痧（参照图47）

操作者一手呈"八"字扶持患者前额，保持头部相对稳定；另一手握持刮痧板，首先刮拭头顶部正中督脉循行区域，从头顶部的百会穴向前额方向刮拭，然后再分别向右侧移动刮拭足太阳膀胱经区域，之后再刮拭左侧的足太阳膀胱经，每一部位刮拭10～20次即可。

3. 头顶部向后刮痧（参照图48）

操作者一手扶持患者头顶前部，保持头部相对稳定；另一手握持刮痧板，首先刮拭头后部正中督脉循行区域，从百会穴向头后部至颈项过风府穴方向刮拭，每一部位刮拭10～20次即可。

刮痧加减法

如果疼痛部位在"后脑勺"，还可以着重刮头后部风池、风府穴和后颈的位置。

如果疼痛部位在太阳穴及眼眶部位，还可以从眉心印堂穴的位置沿着眉毛向两侧一直刮到太阳穴，刮至皮肤出现潮红即可。

如果疼痛发作时伴有头晕、心烦、大便干燥、生气后加重，还可以加刮太冲、合谷、行间等穴位。

如果患者伴有面色苍白、神疲、感觉身体没力气，还可以加刮足三里、气海、血海等穴位。

如果伴有头晕、耳鸣、腰酸，还可以加刮太溪、三阴交、关元等穴位。

如果头部昏沉、身体沉重、大便稀溏，还可以加刮阴陵泉、三阴交等穴位。

如果是感冒引起的头痛，除刮拭头部外，还要加刮背部足太阳膀胱经循行区域和上肢手太阴肺经循行区域，可以快速缓解症状。

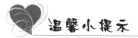 温馨小提示

　　需要提醒大家，有些头痛是由于其他疾病引起的，如脑部肿瘤、脑出血、感染等，应该及时就诊，针对原发病进行治疗，并且头部刮痧不强求出痧。如果症状较轻，每天刮1次即可；如果症状较重，就应该采取多次轻刮法，也就是手法轻点，每天刮拭2～3次。

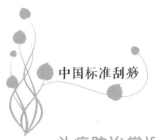

头痛防治常识

　　由于许多因素可诱发头痛，如果你曾经患有头痛病，那么在生活起居中，更应注意调护，注意以下事项。

　　（1）加强预防对头痛患者来说是非常重要的措施。要保持心情愉快，避免精神受到刺激；起居要规律，保持充足睡眠，避免劳累；适当参加体育运动，锻炼身体，增强体质；戒烟忌酒。

　　（2）适应季节变化，预防伤风感冒。注意头、面部保暖，避免局部受冻、受风，不用太冷、太热的水洗面，避免光照，尽量避免触及疼痛"触发点"。

　　（3）注意药物的不良影响。由于一些药物可诱发偏头痛，如避孕药、硝酸甘油、组织胺、利血平、肼苯达嗪、雌激素、过量维生素A等，这些药物应该尽量在医生的指导下短期、合理地服用。

刮痧知识：刮痧板握持方法和刮痧方向

1.刮痧板握持方法（参照图15、16、17、18）

　　单手握板，将板放置在掌心，一侧由拇指固定，另一侧由食指和中指固定，也可由拇指以外的其余四指固定，利用腕力、前臂移动进行刮拭。刮痧板移动方向与皮肤之间夹角以45°为宜，这样有利于发挥"巧劲儿"，角度不可太大，否则易刮伤皮肤。

　　如果按照上面的要求对家人进行一次刮痧之后，觉得手和胳膊等部位特别累，可能与刮痧力度掌握得不好有关。原则上规定：三个手指握板，手腕调整角度，前臂用力移动，刮痧时要取单一方向，不可来回乱刮，动作要柔和，用力要均匀，尽量拉长距离进行刮拭，速度太快和力度太重、路线太短都是不合适的。

2. 刮痧方向（参照图 44）

选择刮痧部位总原则为先上部后下部，先背腰后胸腹，先头面后四肢，每一个部位的方向一般为由上向下，由内向外。头部一般采用梳头或散射法；面部一般由里向外，由下向上刮拭；胸部正中应由上向下，肋间则应由内向外；背部、腰部、腹部则应由上向下，且逐步由里向外扩展；四肢宜向末梢方向刮拭。

 颈痛——颈椎病和落枕的刮痧

颈椎病现在已经不是老年人的专利了，越来越多的中、青年人身上也开始出现这类症状，尤其是办公室白领一族，长时间坐在电脑前不活动，导致颈部肌肉疲劳紧张，气血运行不畅，最容易患上颈椎病。除此之外，爱上网、打游戏、学习压力很大的学生也是此类疾病的高发人群。所以颈椎病现在也被戴上了现代"文明病"的帽子。

很多人工作一天下来，用手一摸自己的脖子，顿觉肌肉僵硬无比，头不敢随意转动，就像被固定住了。如果长年累月如此，颈椎病必然上身。所以如果你经常感到自己的脖子发僵、疼痛、不舒服，有时还头痛、眩晕，那么就得赶紧去医院检查一下，看看自己是不是已经与颈椎病"不期而遇"了。

除了颈部和肩部之外酸痛，有些人的疼痛还可能会放射到"后脑勺"、延伸到胳膊上，感觉肩部和背部发"沉"，上肢没有劲，手指发麻，手没有力气，拿不住东西；有的朋友则会感到头晕、天旋地转，严重时还会出现恶心、呕吐等症状。此外，还可能有面部发热、出汗、心慌和失眠等症状。

刚开始的时候，症状较轻，往往不被重视，等到问题严重时，治疗的难度就会增大。所以"早预防、早治疗"这个老生常谈的话题，永远都不过时。

司机老贺就是一个例子，虽然他今年还不到40岁，但已经被颈椎病"盯"上了。前段时间，他的颈部痛得很厉害，晚上睡不好觉，到医院检查，发现患上了颈椎病。后来老贺听人说刮痧治疗颈椎病的效果不错，便自己在家刮痧，每天刮1次，刮了不到半个月，颈部疼痛的情况就有了明显的好转。

刮痧的确是缓解颈部疼痛、治疗颈椎病的一个好方法。因为"通则不痛"，颈椎病和颈部疼痛主要是由于气血不畅、气滞血瘀造成的，而刮痧恰恰是疏通气血的好办法，简单、方便、见效快，气血一通，疼痛和不适感就会自然消除。

除了长期劳累之外，寒湿等外邪的侵犯也是导致颈椎病的重要原因。中医常说"寒凝气滞"，就像冬天河里的水会结冰，不流动的水容易变质一样，气血一旦受到寒湿的侵袭，就容易形成瘀滞。而劳累与寒湿常常互相"勾结"，因为劳累的颈部本来就气血运行不畅，这时候再遇到寒湿，无疑会雪上加霜。

颈肩痛、颈椎病还与肾有关。中医讲"肾主骨、生髓"，也就是说骨骼的病多与肾脏有关。因此，如果肾功能不太好、肾气不足的话，也容易出现颈肩腰痛的情况。而且肾气不足，身体必然虚弱，体质差，这样寒湿之邪更容易乘虚而入。

不论是什么原因引起的颈肩痛，都可以用刮痧的办法来应对。因为不管是疲劳、寒湿之邪，还是肾气虚导致的颈肩痛、颈椎病，其直接原因都是气血不通，而刮痧是最直接的行气活血之法。

刮痧治疗颈痛的基本方法

刮痧治疗颈痛，主要是刮头部、颈部、肩部、上背部和上臂。

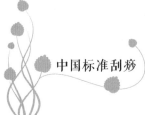

首先将刮痧部位用毛巾擦净,如果条件允许的话,可用75%的乙醇(酒精)棉球对刮拭部位、刮痧器具及刮痧者的手指进行消毒。

首先,由前向后梳刮整个头部,或用手揉按头部并捏揉颈肩部,使患者放松,消除紧张感。然后,将适量刮痧油涂抹到颈肩背和上臂将要刮痧的部位,再用刮痧板边缘轻轻将其涂抹均匀。快速摩擦要刮拭的部位,以皮肤有热感为度,之后就可以开始刮痧了。

1. 刮颈部

首先,刮拭颈部,刮的时候沿着颈部正中线、两个侧面和肩上这三个方向来刮。刮颈部正中(即督脉)时,刮痧板接触皮肤面积大,手法要轻,下压的力量小些,移动速度慢点,即我们所说的"轻刮法",沿着颈椎从后颈部的风府穴上面开

> **刮痧重点**
>
> ◎颈部:督脉——风府、大椎;足太阳膀胱经——天柱、大杼、风门;经外奇穴——颈百劳
> ◎肩上部:足少阳胆经——风池、肩井

始,一直刮到大椎穴下(参照图53)。若颈部肌肉比较薄弱,颈椎凸起比较明显,还可用刮板棱角点压按揉椎间隙(参照图66),自上而下,每个间隙按压10秒左右。

其次,刮拭颈椎两侧的是太阳膀胱经(参照图54),这个部位的刮拭手法可以重一些,刮痧板接触皮肤面积小一些,下压的力量大些,移动速度快点,即"重刮法",从后发际上的玉枕、天柱穴沿颈椎双侧分别由上向下刮到大杼、风门穴,每侧刮20～30次即可,手法逐渐由轻加重,最后三五次减轻。风门穴可采用点压法、按揉法,对于缓解颈椎病引起的头晕症状有很好的效果。

2. 刮肩上部（参照图56）

肩上部也是颈椎病刮痧中不可忽视的部位。肩部刮痧时，刮痧板要循肩部肌肉和骨骼走行方向，即用弧线刮法，主要刮拭颈部外侧的足少阳胆经，由耳垂后的发际边缘处的风池穴从上向下，经过肩部上侧中间的肩井穴，刮向肩端，手法要流畅，力量均匀适中，每侧刮20 ~ 30次即可，在风池、肩井穴（参照图52、62)行点压按揉手法，可快速缓解疼痛。

如果出现上肢无力、手麻等症状，那是由于颈椎压迫神经造成的，可以加刮上肢手阳明大肠经的循行区域，一手牵拉前臂，另一手握刮板，由肩外上侧正中的肩髃穴向下刮，经过肘部皮肤横纹外侧处的曲池穴，一直刮到手腕处，每侧刮20 ~ 30次即可(参照图61)。然后可以用刮板棱角点压按揉合谷穴3 ~ 5次。

另外，前面我们已经提到，由于该病与肾脏有关，凡年老体弱者，还可以加刮关元、三阴交、太溪、绝骨等穴位，强肾健骨，以提高该病的治疗效果。经常对颈肩部进行刮痧，还有消除疲劳，预防肩周炎、感冒、头痛、近视等病症的作用。

 温馨小提示

临床有一些疾病的症状与颈椎病相似，像前庭功能紊乱、听神经瘤、眼源性眩晕、腕管综合征、脊柱肿瘤等。如果通过针灸、按摩、刮痧、拔罐或运动锻炼后，没有明显的缓解和改善，那最好去医院找专家确诊颈痛原因，再进行对症治疗，以防贻误病情。

颈部刮痧多采用坐位进行，以便于掌握刮痧力度，最好不要趴在床上刮痧，手法要轻柔，力度适中。给家人刮痧则，要双手配合，稳定患者头部，不可强力硬刮，以免伤了颈部筋骨。

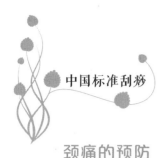
颈痛的预防

1. 防止劳累

不要让脖子过于劳累，不要长时间处于低头状态下工作、看书、上网、看电视等。

2. 保证睡眠

必须要有充足的睡眠，睡眠充足才可以从根本上消除颈部疲劳。

3. 适当运动

长期伏案或低头工作者，要注意颈部运动保健。每工作1小时后，要活动颈部或自我按摩局部，放松颈部肌肉。

4. 姿势正确

保证良好的坐姿，纠正不适当的睡势，枕头高低要适中，要有一定的硬度，枕于颈项部。

5. 防止受寒

注意颈部保暖，避免受风受寒，尤其是休息时不要将颈部对着空调和风口。

颈部的运动锻炼方法

我们低头忙碌了一天后，摇动头颈部经常会听到声响，这表明我们颈部的韧带已经开始松弛了，如果不注意会使颈椎之间连接不稳，出现更加严重的后果。俗话说，"病要三分治七分养"，对于颈椎这个我们人体气血循环的枢纽来说更是如此。所以必须坚持正确的颈部运动锻炼方法。刮痧后必须做一下颈部运动锻炼，可以减轻疼痛，促进康复。

1. 前后屈伸

向前低头，至自己能承受的极限为止，并保持 3 ~ 5 秒；然后缓慢平稳地抬起头来；再向后背伸至自己能承受的极限为止，双目远望天空，保持 3 ~ 5 秒，然后回位，如此 3 ~ 5 遍，这是颈部运动放松的第一步（图 1-1，1-2）。

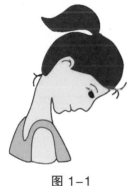
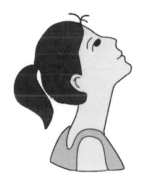

图 1-1　　　　　　　　　　　图 1-2

2. 侧向偏头

头颈部向左侧弯曲到最大限度，并保持 3 ~ 5 秒；然后缓慢平稳地抬起头来；再转向右侧，到最大限度并保持 3 ~ 5 秒，然后回位，如此 3 ~ 5 遍（图 1-3，1-4）。

3. 左右平旋

头颈部向左侧平旋到最大限度，并保持 3 ~ 5 秒；然后缓慢回位，再向右侧平旋到最大限度，并保持 3 ~ 5 秒，然后回位，如此 3 ~ 5

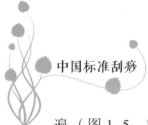

遍（图 1-5，1-6）。

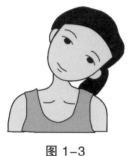

图 1-3

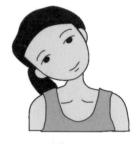

图 1-4

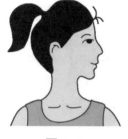

图 1-5

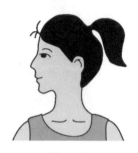

图 1-6

4. 向前过伸

均匀用力，使头部向前伸直，如笼中小鸡伸出脖子食笼外小米状，伸到最大位置，并保持 3 ~ 5 秒；然后平稳缓慢缩回，如此 3 ~ 5 遍（图 1-7）。

5. 回头望月

头部由前下逐渐回头旋转向左侧后上望远，到最大位置并保持 3 ~ 5 秒，自然缓慢回位；然后再向另一侧回头向上望到最大位置，并保持 3 ~ 5 秒，自然缓慢回位，如此 3 ~ 5 遍（图 1-8，1-9）。

6. 摇头晃脑

经过以上 5 个步骤，头颈肩部肌肉韧带已基本放松，这时方可

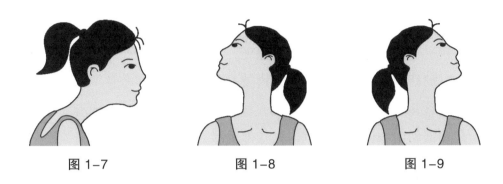

图 1-7   图 1-8   图 1-9

进行摇头运动。先顺时针方向旋转摇头 3～5 遍，其速度和力量逐渐加重后减轻；然后逆时针方向同法旋转摇头 3～5 遍（图 1-10，1-11）。

7. 捏揉颈部

通过以上运动后，可用手捏揉颈部，尤其是疼痛部位，以轻松舒适为度（图 1-12）。

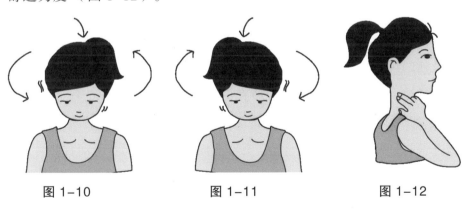

图 1-10   图 1-11   图 1-12

落 枕

你是否有过这样的经历，头一天晚上睡觉的时候脖子还是好好的，可早晨起床突然发现自己的脖子酸痛，稍微转头就疼痛难忍。而

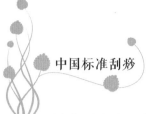

且由于疼痛，你会不由自主地把头偏向疼痛的一侧，如果自己用手摸一下颈肩部的话，常会发现肌肉僵硬，摸起来像条索状；如果用手指按一下的话，疼痛会更加严重，这就是我们常说的"落枕"。

落枕多由于睡觉时姿势不当，枕头太高或太低导致头部滑到枕下而使颈部斜向一侧，或睡眠时颈背部受凉，造成颈部肌肉紧张，甚至发生痉挛而诱发，轻的一般一两天就可以自行缓解，严重的可能几天都好不了，给我们的生活带来很大的不便。落枕反复发作或长时间不愈，可引起颈椎病，这时应去医院找专科医生检查，做到及早发现和治疗。

落枕在中医里又叫"项强""失枕""落枕风"等，是由于颈部扭伤或风、寒、湿邪侵袭我们的项背部，使局部气血运行不畅所致，所以刮痧的时候主要选取颈部和肩部的区域来刮，重点在于颈肩部的三条线。

首先刮中间的一条线，从后颈部正中发际处的风府穴开始，经过大椎穴刮至胸椎处；然后刮拭颈椎旁边的两条线，从耳垂后的发际边缘处的风池穴开始，沿肩膀上侧一直刮到肩峰处。刮完后可以着重按压风池、肩井、天宗等穴位所在的区域。

如果头部疼痛，不能左右转动，可以加刮合谷、后溪穴，刮拭左侧合谷时，头部可向右侧转动，头不能向左侧转动时，可刮右侧合谷；如果头部不能前俯后仰时，可以加刮申脉穴；如果头部前后左右活动都不灵活时，可同时加刮后溪穴、申脉穴。

刮痧知识：刮痧力度和出痧程度

在这里我要提醒大家：虽然通俗地讲痧是被"刮"出来的，但并不是每次刮痧都要出痧，也不是刮出的痧越多越好。除了新患的外感疾病容易出痧外，小儿和老年人以及慢性病患者都不能强行追求出痧的效果，而且刮痧并非越痛越有效。

那么怎样把握刮痧的程度呢？我们可以从以下两个方面来掌握：一是刮痧操作者手下的力量，即刮拭的力度；二是出痧的程度，即刮拭部位皮肤颜色和形态的变化。

刮痧的力度·刮痧时用力要均匀，由轻到重，先轻刮 6 ~ 10 次，然后力量逐渐加重，以人体能够承受为度，尤其是穴位部位。刮拭 6 ~ 10 次后，再逐渐减轻力度，轻刮 6 ~ 10 次。肌肉不太丰满和骨关节明显的部位刮痧应该在一个位置刮 10 ~ 20 次就可以了。

刮痧，不一定感觉到疼痛才有效果。所以，不要在同一个地方使劲地刮。当然身体部位不同，刮的力度也有所不同，肌肉丰满的部位，如背部脊柱两侧和四肢外侧，肌肉比较厚，刮的时候可以稍微使点儿劲，在一个位置刮 20 ~ 30 次；胸部和四肢内侧，皮肤比较薄嫩，刮的时候就要轻一点。

出痧的程度：刮痧的程度应该本着这样一个原则，即通过刮拭使人体感觉到局部肌肉放松、全身舒适，绝不可强求出痧。一般刮至皮肤出现潮红、紫红色等颜色变化，或出现粟粒状、丘疹样斑点，或片状、条索状斑块等形态变化，并伴有局部热感或轻微疼痛时就可以了，而这些都是出痧的正常表现（参照图 43）。

三、肩痛——肩周炎的刮痧

　　经常有朋友抱怨："我现在自己都不能梳头了，就连穿衣服都要让家人帮忙！这人没老，胳膊就抬不起来。哎，自己真是没用啊！"这可能是因为你已经患上了肩周炎！

　　肩周炎，顾名思义就是肩关节周围炎或肩关节周围组织炎，是中老年人的一种常见病，因其多发生在50岁左右，又称为"五十肩"。中医认为肩周炎多为肩部受风寒而致，故又称为"漏肩风"。因患病后常见肩关节僵硬，不能活动，好像冻结了一样，所以又叫它"冻结肩"。肩周炎初始疼痛症状往往较轻，常因天气变化或劳累而引发，逐渐发展为持续性疼痛，尤其是在肩关节后伸、上举、外展等运动时更为明显，甚至剧痛难忍，夜间疼痛也会加重，甚至痛醒，影响睡眠。

　　肩周炎常因肩部慢性劳损、年老退变或损伤，引起肩部软组织急、慢性无菌性炎症反应而发病，或因年老体虚、气血不足、肝肾亏虚、正气下降，再加复感风寒湿邪，使肩部气血凝滞、筋脉得不到气血的滋润营养，导致经脉拘紧不畅而发病，也有无任何诱因而发病者。

缓解肩痛的基本手法

　　肩周炎患者平时应该注意不要让肩部受凉，并且一定要做适当的运动锻炼，防止进一步的粘连。刮痧简便易行，不失为肩周炎的一种自我保健良方。通过刮拭能够改善肩部血液循环，加强新陈代谢，减轻肌肉痉挛和组织粘连，以减轻和消除疼痛，恢复肩关节的正常功能，也能有效缓解肩周炎术后的粘连。肩周炎的刮痧部位主要是颈部、肩部、背部和上肢。

1. 刮颈背部

采用端坐位，或双腿分开，面向椅背坐于椅上，双手扶于椅背上。

首先刮拭颈背部正中（参照图53），用轻手法沿直线刮拭颈部正中的督脉，从风府到大椎穴，刮10 ～ 20次即可。如果患者偏瘦，颈部肌肉比较薄弱，颈椎骨性凸起明显，可用刮痧板的棱或角点压按

刮痧重点

◎颈背部：足太阳膀胱经
◎肩部：足少阳胆经——肩井；手阳明大肠经——肩髃、臂臑；手太阳小肠经——天宗；手少阳三焦经——肩髎
◎上肢：手阳明大肠经——手三里

揉椎间隙（参照图66），自上而下，每个间隙按压10秒钟左右。

然后沿直线刮拭颈背部足太阳膀胱经第一侧线（参照图54、67）（脊柱正中旁开1.5寸，此处"寸"是中医学所说的"同身寸"。我们手指除拇指外四指并拢的宽度为3寸，1.5寸基本是两指的宽度），从玉枕经天柱、大杼、风门、肺俞穴到厥阴俞穴，每侧刮20 ～ 30次即可，此处因为肌肉丰厚一些，手法力量可以较正中部加重，由轻逐渐加重，最后3 ～ 5次减轻。

2. 刮肩部

在颈肩部疾病的治疗中，肩部是必刮的部位。根据肩部的生理

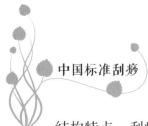

结构特点，刮痧时可以分为"肩上部、肩胛内侧、肩后部、肩前部、肩外侧"依次刮拭。

（1）刮肩上部（参照图56）：从后发际两侧凹陷处的风池穴向肩井穴、肩髃穴方向刮拭，即用刮痧板的边沿着肩部上侧的生理弧度进行刮拭，中途尽量不要停顿，拉长刮到肩头。此处肌肉较厚，力量可稍重，但速度宜缓，每侧刮拭 20 ~ 30 次即可。最后再用点压法、按揉风池穴、肩井穴（参照图52、62）3 ~ 5秒，能够舒经止痛，很好地缓解颈肩痛及其引起的头痛。

（2）刮肩胛内侧（参照图57）：从后发际天柱穴向大杼穴、膈俞穴方向刮拭，即肩胛内侧的足太阳膀胱经第一侧线，脊椎正中旁开1.5寸，也可以沿着肩胛骨的内侧刮拭，每侧从颈上一直刮至肩胛内侧膈俞穴以下，此处刮拭力量可以重一些，以能够承受为度，但不可蛮力硬刮，每侧刮拭 20 ~ 30 次即可。

（3）刮肩后部：肩后部刮痧主要分为两部分，首先用直线轻刮法由内向外刮拭肩胛冈上下，每部位刮拭 10 ~ 20 次即可（参照图58）。然后用弧线刮法刮拭肩关节后缘的腋后线，即腋窝的后上部，每侧刮拭 20 ~ 30 次即可（参照图59）。腋窝上部的肩贞穴应该重点刮拭，肩前及肩后采用弧线刮法，手法要熟练。肩后部刮痧应避开骨骼突出的部位。

（4）刮肩前部（参照图60）：采用弧线刮法刮拭腋前线，即腋窝前上部的肩前部，每侧从上向下沿着肩头的弧度刮拭 20 ~ 30 次即可，肩前刮痧力量不宜过重。

（5）刮肩外侧（参照图61）：操作者一手握住患者前臂手腕处，

使上肢抬起 45°，另一手刮拭肩关节外侧的三角肌正中及两侧缘，此处应用重刮法，每侧刮拭 10 ～ 20 次即可。

3. 上肢刮痧（参照图 78）

用直线刮法，刮拭上肢手阳明大肠经脉循行区域，重点刮拭手三里穴位（参照图 81）上下，每侧刮 10 ～ 20 次。

刮痧加减法

查找病灶，针对病灶进行修复，是刮痧治疗痛症的关键之一。通过按压找到压痛点往往就是肩周炎原发致病部位，即病灶。治疗时，对疼痛点施以弹拨、点压、按揉的刮法，以达到缓解痉挛、减轻疼痛、松解粘连、改善肩关节功能之效。

如果痛点在肩前，即上臂前侧梭形肌肉（即肱二头肌）的上头，则肱二头肌腱鞘炎是其原发致病因素。刮痧时，在肱二头肌上头处用刮痧板施以推、揉、弹、拨等手法。

若痛点在肩后上处，则冈上肌腱炎为其原发致病因素，刮痧时应重点弹拨肩胛冈上窝的冈上肌腱。总之，刮痧时也要找痛点，以痛为腧，通过刮拭痛点以疏通瘀血、缓解筋肉的拘急、促进炎症的吸收、分解粘连而止痛。

肩周炎运动锻炼方法

肩周炎的治疗要以预防为主，在没得病之前应注意局部保暖，不要受凉，注意颈肩部功能锻炼。如果已患病，则更要加强注意这些方面的防护，必须进行适当的运动以防止粘连。

急性期可对病肩采取一些固定和镇痛的措施，以解除患者疼痛，如热敷、理疗或封闭等治疗。慢性期主要表现为肩关节功能障碍，要以功能锻炼、刮痧、按摩、理疗等为主进行治疗。下面介绍几种肩周炎的运动锻炼方法：

1. 搭肩法

患侧上肢上抬，手伸向对侧肩上，尽力触摸到对侧肩胛以下，然后手指固定，肘关节做上下运动20～30次，并尽可能向上抬高（图1-13～1-16）。

2. 梳头法

患侧手拿刮痧梳，从患侧开始梳头，从前向后梳，然后梳头顶正中，之后再梳对侧，最后在头顶做画圈梳头动作，使上臂和肩轴做旋转摇动，每个动作重复20～30次，如果粘连严重，手臂不能举过

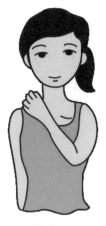
图 1-13

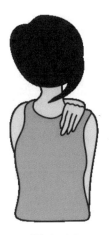
图 1-14

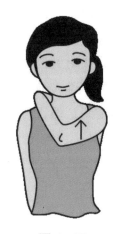
图 1-15

头顶者，可从先触摸同侧耳及头顶开始，逐渐锻炼，直至伸向对侧耳下（图1-17，1-18）。

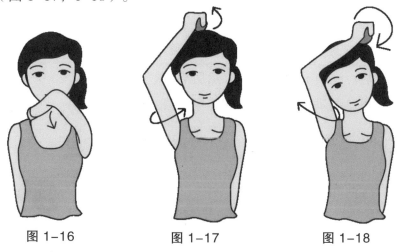

图1-16   图1-17   图1-18

3. 甩臂法

前臂伸直，尽量上举抬高，在最高处时用力向后将前臂甩向背脊部，锻炼肩关节的背伸功能。亦可由前向后用力甩动前臂，一般甩30～50次，能够很好地消除粘连（图1-19～1-21）。

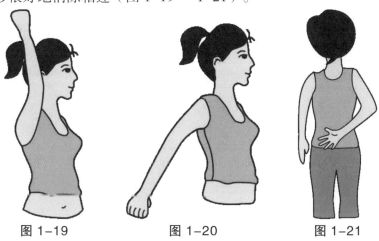

图1-19   图1-20   图1-21

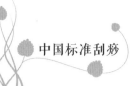
注意：以上三步可连续运动，即搭肩后，前臂绕头划圈并上举，然后用力向后背伸甩下，以锻炼肩关节的内收、上抬、外展和背伸功能。

4. 画圈法

站立位弯腰约90°，使腰与地面平行，双臂自然下垂，双臂同时向前、后、左、右尽力摆动，然后顺时针做画圈动作20～30圈，再逆时针做画圈动作20～30圈（图1-22～1-26）。

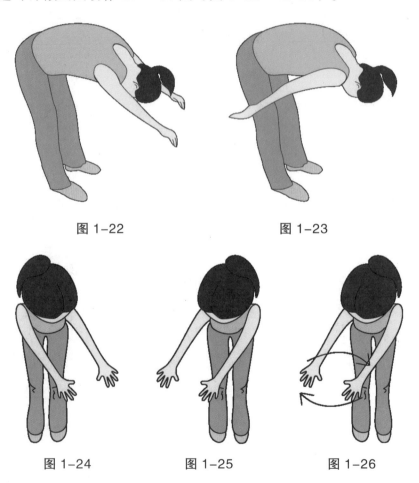

图1-22   图1-23

图1-24   图1-25   图1-26

5. 爬墙法

面对墙壁，胸部、腹部尽可能贴近墙壁。双手向上举起贴于墙壁。正常的肩关节可充分上举，无疼痛感觉；患侧肩关节由于存在软组织的粘连，不能充分上举，从而造成双手贴在墙上的高度不等。为使患侧肩关节充分上举，松解软组织粘连，应尽力将患侧手高举，直到与健侧手高度一致。每日做 3 ~ 5 次，每次反复做 10 ~ 20 次（图 1-27，1-28）。

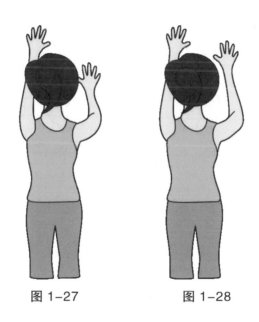

图 1-27　　　　　　　　图 1-28

6. 上吊法

在单杠、双杠、门框等物体上，患侧或双侧抓握垂吊，利用身体重量缓慢牵拉，促进关节活动功能恢复。每日做 3 ~ 5 次，每次反复做 10 ~ 20 次。注意此法务必循序渐进，忌强行拉伸（图 1-29，1-30）。

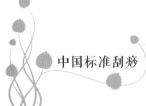

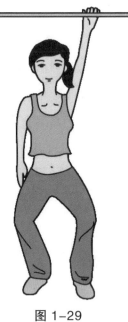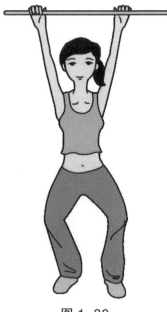

图 1-29　　　　　　　　　　图 1-30

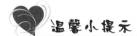温馨小提示

　　使用刮痧板之前应重点检查，刮痧板是否清洁，边缘是否光滑无裂口。建议专人专用，每次使用前都要进行消毒。

刮痧知识：刮痧板的分类和选择

1. 刮痧板的材质

　　刮痧的用具十分简单、方便，只要是边缘比较圆滑的东西，如梳子、搪瓷杯盖子等，都可以用来刮痧。当然如果长期使用或作为治疗，还是用正规的刮痧板比较

好，专业的刮痧板避免了许多不安全因素，而且还各有自己的功能和特色。现在市面上出售的刮痧板根据材质可以分为以下几种：

（1）砭石刮痧板（参照图2）：用特殊的砭石加工制成，具有镇惊、安神、祛寒的作用。在对人体进行刮痧时，砭石所特有的能量场会被激活，同时砭石刮痧板与皮肤摩擦时产生强渗透力的超声波直接作用于人体，与砭石的红外效应产生叠加倍增式功效，可更深层次地对人体各组织、系统及脏腑器官进行调节，从而达到显著的疗效。

（2）玉石刮痧板（参照图1）：用玉石材料加工而成，具有清热、润肤、美容的作用。玉石具有清热解毒、润肤生肌、活血通络、明目醒脑之功效。用清凉的玉石按摩面部皮肤，可以改善血液循环，消除皮肤皱纹，能达到美容的功效。

（3）水牛角刮痧板（参照图3）：水牛角刮痧板用天然水牛角加工制成，具有清热、解毒、化瘀、消肿的作用，是家庭、医院和刮痧中心最常用的一种刮痧工具。水牛角属天然材料，除具有光滑耐用、易于擦洗消毒和自然无静电、无毒的优点外，它还是一种名贵的中药，具有清热解毒、软坚散结、活血止痛、解热镇惊的作用，能够促进血液循环、减轻疼痛，有助出痧和提高效果。

2. 刮痧板的形状

刮痧板除了材质的不同之外，形状也各异。你也许会感到奇怪，怎么会有这么多的样式？这是因为人体不是一个平面，而是有着不同的曲线和弧度的。刮拭时，痧板要与人体直接接触，只有不同形状的刮痧板才能满足人体不同部位的刮拭需求，充分接触皮肤和发挥疗效。常用刮痧板就有以下几种不同的形状：

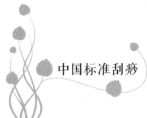
（1）椭圆形刮痧板：呈椭圆形或月圆形，边缘光滑，宜用于人体脊柱双侧、腹部和四肢肌肉较丰满部位。

（2）方形刮痧板：一侧薄而外凸为弧形，对侧厚而内凹为直线形，呈方形，宜用于人体躯干、四肢部位。

（3）缺口形刮痧板：边缘设置有缺口，以扩大接触面积，减轻疼痛，宜用于手指、足趾、脊柱部位。

（4）三角形刮痧板：呈三角形，棱角处便于点穴，宜用于胸背部肋间隙、四肢末端部位。

（5）梳形刮痧板：呈梳子状，可以保护头发，宜用于头部。

3. 刮痧板的选择

有人可能要疑惑，刮痧的工具这么多，如何选择呢？根据刮拭部位的生理结构特点选用合适的刮痧板，如面部多用玉石刮痧板，头部多用梳形刮痧板。在刮痧板的制作工艺上，只是对原材料进行了形状上的改变，没有改变它们本身具有的特性，这一点更是与刮痧这种自然疗法相一致。

在日常生活中，水牛角刮痧板易于消毒和保存，而且价格比较低廉，因而应用较其他几种广泛。无论刮痧板为何种形状，但边缘必须光滑、圆钝，以便保护皮肤，加强效果，减轻刮痧时的痛感。

在家中为自己或者家人进行刮痧时，最好是用专业的刮痧板，不要用塑料的刮痧板，塑料材质刮拭皮肤以后会起静电，伤害皮肤。偶而可以用边缘光滑的瓷器以应急用，比如瓷碗的边缘来刮，但是效果肯定比专用的工具差多了。

另外需要注意的是，刮痧一定要涂上润滑剂，即我们现在常用的刮痧油或刮痧乳（参照图5、6）。刮痧油或刮痧乳里面主要是植物油，加入了一些活血化瘀、清热解毒、消炎镇痛的中药，可以增强刮痧的效果，同时减少刮拭时对皮肤的摩擦，很好地保护皮肤预防感染。

四、背痛——电脑综合征的刮痧

很多人都在抱怨，自己快把办公室当家了，快把电脑当"亲人"了，快和办公椅成"连体儿"了；上班的时候除了眼睛、嘴巴、上肢在动，其他地方都不会动了；下班的时候呢，又觉得腰酸背痛……

随着高科技的发展，电脑与人朝夕相处，成了办公现代化的代言人。电脑确实为现代人的生活提供了便利，但是使用电脑时，由于我们的坐姿很少有变化，同一种姿势持续过久，容易导致腰背肌群疲劳，使腰背肌肉逐渐失用，椎骨得不到足够的支持，就会引起腰背酸痛，"电脑综合征"是主要症状之一。

其实背痛是一个很常见的问题，这是因为人类保持直立的姿势，用双脚走路后，背部要承受身体较大的重量，再加上坐立的姿势不正确，又缺乏运动或过于肥胖，更加重脊椎骨的负担，时间久了，就会造成椎骨伤害。另外，骨骼挫伤、关节炎、骨刺等疾病也是导致背痛的常见原因。中医认为久经劳损、气血阻滞，加上外邪入侵、风寒湿相搏、痰瘀阻滞经络而引起本病。背痛的时候，如果用手在背部寻找疼痛点，手下会摸到一个条索样的硬条，稍微用力按下去，会感觉酸痛。条索样的物质说明此处的肌肉处于一个长期的紧张状态，已经不能自动进行调节，它需要外力来帮助它恢复自我调节功能。

一般情况下，凡有疼痛则肌肉多紧张，凡有肌肉紧张又势必疼痛。

刮痧有疏通经络、调整气血、改善脏腑功能等作用，调节肌肉的收缩和舒张，促进刮拭组织周围的血液

> **刮痧重点**
>
> ◎背部：督脉、足太阳膀胱经

循环，从而疏经通络止痛。与此同时，刮痧的过程可使局部组织形成高度充血，血流及淋巴液循行增快，吞噬作用加强，使体内废物、毒素加速排除，更有利于局部肌肉恢复正常的工作。在刮痧过程中，还可以在痛点的地方多刮几次，以使紧张的肌肉放松，解除痉挛。背痛是一种随生活工作习惯而产生的痛苦，所以即使在治疗后也可能复发，这就要求大家不仅要养成良好的生活习惯，还要科学地进行相关的治疗。

刮痧治疗背痛的基本方法

背部是人体较为平坦的一个部位，因而刮痧板在这个部位的应用也相对顺畅，主要是用刮痧板的凸面边缘在体表进行直线刮拭。这样刮痧板与体表接触，有利于刮拭力量的渗透和深层传导。背部刮痧主要分为脊柱部位刮痧和脊柱两侧刮痧，即刮拭督脉和足太阳膀胱经脉循行部位。刮拭背部督脉、足太阳膀胱经对全身五脏六腑之疾病均有调理作用。背部刮痧一般选择坐位或俯卧位。

1. 刮背部正中（参照图 65）

从上向下刮拭背部正中的督脉时，手法宜轻，由上而下刮拭，刮拭 10 ~ 20 次即可。如果身体消瘦、脊椎椎体突出明显，应该用刮痧板的边角，由上向下依次点压按揉每一个椎间隙 3 ~ 5 次（参照

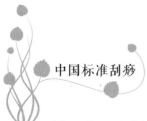

图 66），以局部有酸胀感为度，切不可用力蛮刮，损伤筋骨。

2. 刮背部脊柱两侧（参照图 67）

刮拭背部脊柱旁开 1.5 ～ 3 寸的区域，即足太阳膀胱经循行区域，可视背部肌肉之厚薄而调整刮痧力度的大小，但要均匀，并尽量拉长刮拭，每侧刮拭 20 ～ 30 次即可。

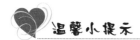

温馨小提示

如果你的背痛连续不断而且疼痛剧烈，卧床休息以后，情况仍不见好转；或者背痛虽然不是很严重，但持续一个多月还是没有好转；或者背痛的同时还有手、腕、肘、膝、脚等关节的肿胀，严重时手脚发麻、无力，半夜痛醒等，出现以上情况时不能掉以轻心，应及时去医院检查。

预防常见病——电脑综合征

"电脑综合征"对身心带来的伤害是"累积性"的，因此要进行早期有效的预防，从生活点滴做起，避免引发更加严重的疾病。

1. 注意正确的姿势

将电脑屏幕中心位置安装在与我们胸部同一水平线上，眼睛与屏幕的距离应在 40 ～ 50cm，最好使用可以调节高低的椅子。

2. 注意工作环境

电脑室内经常开窗通风，光线要适宜，不可过亮或过暗，避免光线直接照射在荧光屏上而产生干扰光线。

3. 注意劳逸结合

我们使用电脑连续工作一个小时后应该休息 10 分钟左右。看电视也是一样的，不能时间太长，同一体位不要保持太久。

4. 注意养成良好的卫生习惯

不要一边操作电脑一边吃东西，否则易导致消化系统疾病。电脑键盘接触人较多，且易污染，工作完毕应洗手保持清洁卫生，以防传染，同时也要保持脸部和手的皮肤清洁，防止静电辐射。

背部保健小妙招

1. 运动锻炼

一般背痛的时候应适度卧床休息，减少低头坐姿的工作量，并做振臂运动、背肌伸展和耸肩运动锻炼，就能很快恢复正常生活。

（1）振臂运动：站立挺胸抬头，双目直视正前方，双臂平行前伸与肩等宽、等平，手心相对松握拳。逐渐向胸前收缩，距胸大肌约 20cm 时上臂奋力后振，连续 3 次后，双臂从胸前外展伸手至与肩等平，重复以上动作 10 ～ 15 次（图 1-31 ～ 1-33）。

（2）背肌伸展：手心相对，五指轻交叉，双臂稍弯曲伸直向上于头顶，向上方振臂约 2 秒。重复以上动作 8 ～ 10 次（图 1-34）。

（3）耸肩运动：两臂自然下垂于身体两侧，向上耸肩，耸到最高点时停顿 1 ～ 2 秒，并可向前向胸内合拢，自觉背部肌肉被牵拉向上，依次以上动作 10 ～ 15 次（图 1-35）。

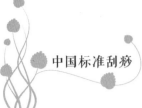
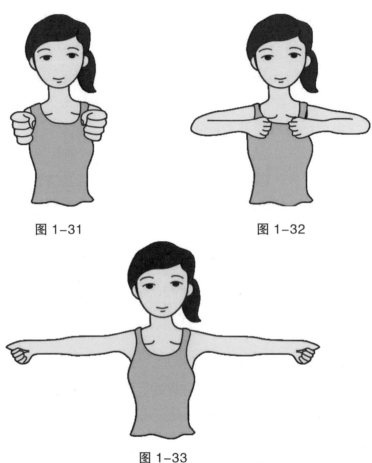

图 1-31 图 1-32

图 1-33

2. 睡硬板床

可防止睡觉时因床中央凹陷使腰及背部下陷所致的牵拉紧张，并且尽量采用平躺姿势。若背痛严重可于睡觉时垫高颈部及膝部，在头与颈间以及膝下都放一个枕头，可松弛后背肌腱肉，进而缓解背部压力。

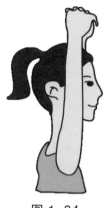
图 1-34

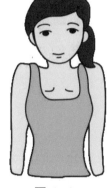
图 1-35

刮痧知识：刮痧介质的分类与选择

在进行刮痧之前，都要涂抹刮痧油或刮痧乳。刮痧油或刮痧乳就是刮痧的介质，刮痧介质可以说是刮痧板的"伴侣"。那么，刮痧油和刮痧乳是做什么用的呢？

也许通过字面就猜到了七八分，是用来润滑皮肤的。有了它们的保驾护航，刮痧板就可以在皮肤上自由、顺畅地移动，从而保护皮肤不会出现损伤。两者的主要成分不同，因而也应用于不同的人群和部位。

1. 刮痧乳（参照图 5）

刮痧乳是由人参皂苷、芦荟、维生素 E 等天然成分制成的乳剂，可美容润肤。在夏季刮痧多选用刮痧乳，既滋润肌肤，又清理汗腺、毛孔，不油衣物，倍感清爽，携带方便，适用性较强。妇女和儿童刮痧、

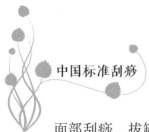

面部刮痧、拔罐、走罐时多用刮痧乳。

2. 刮痧油（参照图6）

刮痧油是以植物油作为基质，配以活血化瘀、消炎止痛的中草药制成，适用于秋冬季节干燥皮肤的刮痧使用，可滋润肌肤，防止燥裂，促进痧的刮出及吸收。成人刮痧、大面积刮痧或皮肤干燥者多用刮痧油。

在使用刮痧介质的过程中，我们还需要注意一点，就是当使用某种刮痧介质后若引起皮肤过敏，应立即停止使用，更换其他介质。此外，如果在没有刮痧介质的情况下，偶尔可用植物油等替代，但不能长期使用，以免造成皮肤感染，同时也会影响刮痧效果。

人们常说："腰好身体就好。"腰部是人体各部位中最容易出毛病的部位之一。我们的腰部就像一个"千斤顶"一样，承受着人体60％以上的重量，腰部每时每刻各关节都要进行复杂的伸屈旋转，以维持我们的日常生活和工作，因此，腰部周围的结构很容易出现障碍而引起腰痛。

腰痛是一种非常常见的病症，大多数人在自己生命的某个阶段，或因受伤，或因用腰不慎，或因事故，都会留下腰痛的病症。我们常说的腰痛包括下背部和臀部的疼痛，可表现在腰部的一侧或两侧，这也是中老年朋友的常见病和多发病。

不过，现在腰痛的低龄化趋势也很明显，有的人才 18 岁就患上了腰痛病症。同时很少人知道，因腰痛而丧失工作能力的人口比例在持续上升，人们花在治疗腰痛上的费用也是十分惊人的。

引起腰痛病的原因很多，有数十种，如脊椎病变、腰肌劳损、强直性脊柱炎、腰椎间盘突出、脊柱肿瘤、外伤等都会引起腰痛的产生。中医认为腰为肾之府，也就是说腰部就像肾脏的"家"一样，有着重要的作用。因此认为腰痛的出现和肾脏的病变有关，并且和我们的身体感受寒湿、湿热、外伤等导致经络受阻，气血运行不畅有关。

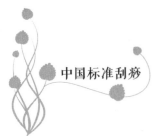

刮痧治疗腰痛的基本方法

腰痛的治疗方法主要有非手术疗法和手术疗法两大类，其中非手术疗法又称为保守疗法。临床上约90%以上的腰痛可经非手术疗法治疗痊愈或缓解。

刮痧具有疏风散寒、舒利筋脉、通经止痛、调和气血等作用，通过

不同刮痧手法使局部汗孔开泄，促进邪气外排，对于腰肌劳损、腰椎间盘突出和骨关节退行性病变引起的腰痛效果较好，对于肾泌尿系统、妇科、风湿等疾患引起的腰痛也有较好的缓解疼痛作用。但是因脊柱结核、肿瘤等引起的腰痛则不在刮痧的治疗范围之内。刮痧治疗腰痛，主要刮拭部位有腰部和下肢部位。

1. 刮腰部正中（参照图97）

用轻手法刮拭腰部正中的督脉，从脊中穴刮到长强穴，即腰骶部正中，刮10～20次。若腰部肌肉较薄，腰椎凸起明显者，可用刮板棱或角自上而下点压按揉椎间隙（参照图66），每个间隙按压10秒左右。

2. 刮腰部两侧（参照图98）

用直线刮法刮拭脊柱两侧旁开1.5～3寸的区域，即足太阳膀胱经，重点刮拭腰部肾俞穴；然后刮拭腰骶部足太阳膀胱经上髎、次髎、中髎、下髎到会阳，即从腰椎两侧刮向腰骶部。腰部两侧刮拭力量可

较正中加强，由轻逐渐加重，每部位刮 20 ~ 30 次，最后 3 ~ 5 次减轻。

3. 刮下肢后侧（参照图 86）

腰痛刮痧时，下肢也是一个必不可少的治疗部位，首先刮下肢后侧足太阳膀胱经，从大腿根的承扶穴开始，经过腘窝的委中穴到小腿肚正中的承山穴。一般分段刮拭，先从承扶穴开始，经过殷门到委中穴，然后从委中经合阳、承筋到承山穴，每部位刮 20 ~ 30 次。

4. 刮下肢外侧（参照图 84）

足少阳胆经循行于外侧，刮痧能够疏通经络气血、柔筋止痛，从臀部的环跳穴开始，经过风市、阳陵泉穴到外踝上的悬钟穴。一般分段刮拭，先从环跳穴开始，经过风市穴到膝盖上的膝阳关穴；然后从膝盖下的阳陵泉穴刮到悬钟穴，每段刮 20 ~ 30 次，之后用刮痧板的角点压、按揉环跳，或者往外弹拨。

刮痧加减法

如果腰痛的同时还伴有浑身乏力，劳累后加重，休息后减轻的话，可以点按命门、关元、太溪、肾俞、足三里等穴位。

如果腰痛在冷天或阴雨天时加重的话，加上刮拭命门、大肠俞、阴陵泉等穴位。

如果腰痛天热加重，而且感觉痛的地方发热，小便偏黄的话，可以着重加刮阴陵泉、三阴交、委中（参照图 89、91）等穴位。

如果腰部曾受过伤，而且疼痛常晚上加重的话，不妨加刮膈俞、血海（参照图 87）等穴位，以活血祛瘀。

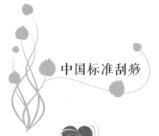

温馨小提示

　　腰痛刮痧的时候，主要以腰骶部为主，沿督脉和足太阳膀胱经的命门、肾俞穴等一直刮到秩边穴的位置。此外，腰痛时，在腰部经常会有一个压痛区，即"阳性反应点"，可以揉按弹拨 20～30 次；或用手指弹拨膝后腘窝处的肌腱数十次，用力并使产生酸胀热感。也可以弹拨下肢的委中、承山、昆仑等穴位。如弹拨昆仑穴时，操作者立于患者足前下，用右手握刮痧板弹拨左足昆仑穴，首先向下压力，然后向外踝方向滑动，弹拨时能够感觉到指下有一根筋在滚动，而患者感觉麻痛或有触电感向足心放射，两侧穴各弹拨 3 次。

腰肌劳损

　　有一种最为常见的腰痛，位于以腰骶关节为中心约一巴掌大的地方，或隐隐作痛，或酸痛不适，休息后减轻，活动后加重，不能久坐、久站，弯腰困难，到医院检查，摄 X 线片、验血也大都正常，这种腰痛，一般就是腰肌劳损引起的腰痛。患腰痛的人虽然大都能正常生活和坚持工作，但时间一长，会影响工作效率，降低生活情趣。

　　为什么会发生腰肌劳损呢？这是因为腰部是人体的中点，腰骶关节是人体唯一承受身体重力的大关节，是腰部活动的枢纽，前俯、后仰、左右侧弯、转身都要受到牵涉，无论劳动还是活动，这里的关节比全身任何一个关节承受的力量都大。劳动强度大或活动量过大，腰骶关节活动就会多。关节的活动，都要有肌肉的参与，所以这里的肌肉最容易发生疲劳和损伤，腰肌劳损就有腰部肌肉积劳成疾的意思。

有些人即使体力活动不大，劳动强度也不大，但由于姿势不对，脊柱处于半弯状态，腰背肌肉一直紧绷，日积月累，也会发生劳损。另外，也有一些人平时不坚持运动锻炼，突然心血来潮运动过量，或弯腰负重、姿势不对，导致腰部肌肉扭伤、拉伤，造成腰肌劳损。

腰肌劳损所致的腰痛是可以预防的。怎样预防呢？首先，要加强锻炼，提高身体素质。特别是久坐的人，腰背肌肉比较薄弱，容易损伤，因此，应有目的地加强腰背肌肉的锻炼，如做一些前屈、后伸、左右腰部侧弯、回旋以及仰卧起坐的动作，使腰部肌肉发达有力，韧带坚强，关节灵活，减少患病的机会。肥胖者应减肥，以减轻腰部的负担。

其次，要注意自我调节，劳逸结合，避免长期固定在一个动作上或强制的弯腰动作，如站久了可以蹲一蹲，蹲下不仅使腰腿肌肉得到放松休息，而且也减少了体能的消耗。再就是注意生活中的各种姿势，如从地上拾取重物时，应屈膝下蹲，避免弯腰加重负担；拿重物时，身体尽可能靠近物体，并使其贴近腹部，两腿微微下蹲。平时在坐位休息时可用刮痧板在双下肢的委中、承山穴处刮拭保健，每次10分钟左右。

腰椎间盘突出

腰椎间盘突出疼痛和腰肌劳损的疼痛不一样。腰椎间盘突出是经常腰部疼痛，而且疼痛一直传到下肢，要是一咳嗽、打喷嚏就更痛了，腿脚也不好用，走不了多远，腿就疼的不得了，平躺在床上直腿抬高时，腰痛得会更厉害，这时就要怀疑是否患有腰椎间盘突出症了。

腰椎间盘突出症主要是由于腰椎间盘变性、腰部外伤或长期的腰部劳损等原因所引起，临床主要表现为腰及坐骨神经分布区域，即大腿的

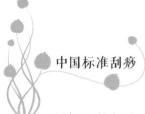

后侧和外侧出现放射痛，也就是老百姓常描述的"腰痛带着这些部位疼痛"；或伴有下肢麻木和感觉异常等，其中以中老年病人最为多见。

刮痧通过刮拭相应区域缓解肌肉的紧张和痉挛，对腰椎间盘突出后压迫的神经所支配的部位肌肉痉挛造成腰腿痛具有很好的疗效。

1. 急性发作期治疗

当腰椎间盘突出突然发作、疼痛难忍的时候，你可以刮拭以下部位，从腰部的命门、肾俞穴开始，沿着大肠俞等穴一直刮到骶骨部位的关元俞穴，即腰骶部的督脉、足太阳膀胱经循行部位。

如果还伴有下肢疼痛、麻木等症状，还可以根据以下方法加减选穴：

下肢后侧疼痛，可以沿着足太阳膀胱经的分布区域来刮，也就是从臀部下方的承扶穴，沿殷门穴，经过腘窝的委中刮至小腿肚处的承山穴。

下肢外侧疼痛，可以刮足少阳胆经的分布区域，也就是从臀部外侧的环跳穴开始，沿着膝盖上下的风市、阳陵泉等穴，一直刮到外踝骨上的悬钟穴。

如果因为疼痛难忍而长期卧床，不经常下地活动的话，还可能出现吃饭不香、大便易干等症状，这时，可以在刮完以上的部位后，点揉手阳明大肠经的曲池、足阳明胃经的足三里以及背部的脾俞、胃俞等穴，以加强胃肠的蠕动功能，起到润肠通便的作用。

但是有一点要特别注意，那就是由于处于急性期，病变部位周围的组织处于炎性水肿期，所以在刮拭时，腰部手法以轻柔疏通为主，不宜过重，否则会加重水肿。

2. 缓解期治疗

这个时期腰痛、腿痛的症状虽不像发作时明显，腿、脚的放射痛也逐渐减轻或消失，但走起路来还会有些困难，腰部活动起来也不是那么方便，腰和患病的一侧肢体仍可能存在局部的疼痛或麻木、皮肤感觉迟钝，日久甚至会出现肌肉萎缩等症状。

这个时期在刮痧操作时仍要注意，刺激量虽然可以适当加大，但是要适中，以能够承受为度。腰部及下肢的治疗都要顾及到，在治疗的时候可以着重治疗腰部椎间盘突出的部位，腿脚麻木自然缓解或消除，对于一些重点穴位进行点压、按揉或弹拨，目的是改善下肢的血液循环，这对于下肢感觉功能的恢复和肌肉萎缩的改善有好处。如腰部的肾俞、腰阳关，臀部的环跳，下肢的委中、承山、阳陵泉、昆仑、太溪等穴位。具体的分经治疗可根据症状的不同参考急性发作期，也可参照上述腰痛的刮痧方法来加减。

腰部运动锻炼方法

不管是哪一种原因引起的腰痛，当腰部发生疼痛后，除刮痧以外，还必须要进行适当的运动锻炼，以促进早日康复，尤其是对腰部骨关节、软组织病变引起的腰痛，如腰椎间盘突出症和腰肌劳损，是非常有益的。具体方法如下：

1. 前屈后伸

双脚分开，与肩同宽，双手叉腰，身体向前倾，低头弯腰到最大限度后保持 3 ~ 5 秒；然后慢慢挺直，再向后背伸，到最大限度后保持 3 ~ 5 秒，依次往返 5 ~ 10 次（图 1-36，1-37）。

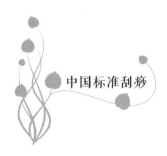

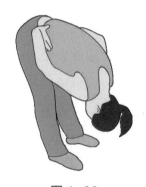
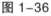

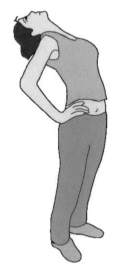

图 1-36　　　　　　　　　　　图 1-37

2. 左右侧身

双手叉腰，当身体向右侧弯时，左手在头顶上侧向身体右侧外举高，并保持 3 ~ 5 秒；反之，当身体向左侧弯时，右手在头顶上侧向身体左侧外举高，到最大限度后保持 3 ~ 5 秒，依次往返 5 ~ 10次（图 1-38，1-39）。

3. 挺胸转体

双脚分开，与肩同宽，双手微握拳，屈肘，上抬于胸前，上身用力向左转体，然后向右侧用力转体，双下肢不动，依次交叉往返 5 ~ 10 次（图 1-40，1-41）。

4. 交叉运动

双手平举，用左手摸右足，右手上举；右手摸左足，左手上举，依次交叉往返 5 ~ 10 次（图 1-42 ~ 1-44）。

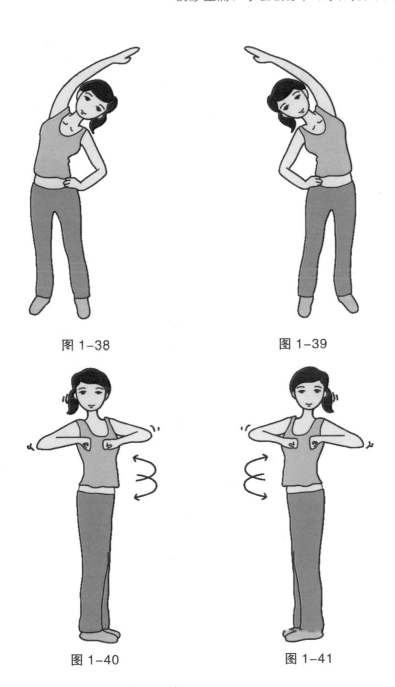

图 1-38　　　　　　　　图 1-39

图 1-40　　　　　　　　图 1-41

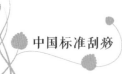

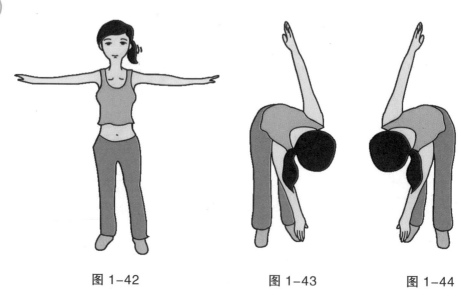

图 1-42   图 1-43   图 1-44

5. 旋转扭腰

双手叉腰，腰以上部位做顺或逆时针方向回旋转身扭腰运动，身体自然放松，幅度逐渐加大，依次顺逆各 5 ~ 10 次（图 1-45 ~ 1-47）。

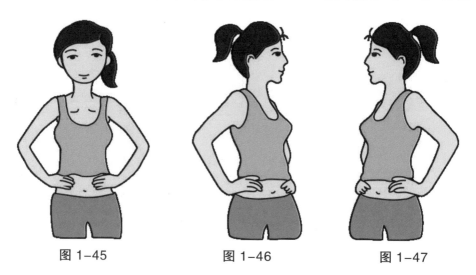

图 1-45   图 1-46   图 1-47

6.屈膝下蹲

腰背部挺直，屈膝，双手扶按膝关节上，自然下蹲，然后起身直立，如此反复5～10次（图1-48）。

7.伸足甩腿

双手叉腰直立，右腿向前抬起，伸足使脚面绷紧并保持10秒，然后屈膝收回，用力向前甩腿，依次左右腿交换各5～10次。亦可以双手叉腰直立，双足脚尖着地，脚后跟离地，身体上下移动20～30次（图1-49～1-51）。

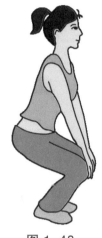

图 1-48

8.床上背飞

有条件的话，也可以练习背飞，即腹部着床，四肢和头部尽力

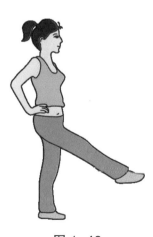

图 1-49

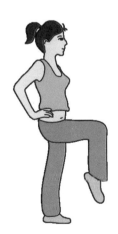

图 1-50

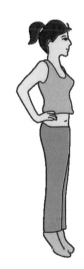

图 1-51

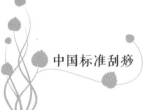

背伸如飞翔状，且尽可能保持较长时间，每次 20 分钟，每天 1 ～ 2 次（图 1-52）。

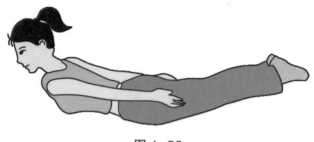

图 1-52

腰部保健小妙招

1. 注意站和坐的姿势

腰椎不宜处于被压迫体位过久，至少每 2 小时全身活动 5 ～ 10 分钟。坐、站时腰部应保持自然体位，提重物时应先屈膝再提物直腰。

2. 选用合适的床和枕头

以平板床较好，不宜过软，尤忌钢丝床；枕头不宜过高，高枕不仅不能无忧，而且易使腰背肌紧张而劳损，一般高度以压缩后与自己的拳高相等为宜。

3. 锻炼腰背肌

按照上述腰部运动锻炼方法可以有效预防和缓解腰痛。

4. 肥胖者积极减肥

肥胖使腹部及腰椎前凹增加，易造成腰椎及韧带劳损，是腰痛的常见原因之一，积极减肥，减轻腰部沉重和负担，有利于促进腰痛的康复。

🌸 刮痧知识：刮痧顺序、直线刮法

大多数病症涉及的刮痧部位较多，因而在刮痧的过程中就有一个刮痧顺序。如果是颈椎病引起的手麻，就应该先刮拭颈肩部，然后再刮拭手臂部位。同理，腰痛引起的腿脚麻木，不应该先刮拭下肢，而是从腰部逐渐向下刮拭。

刮痧顺序是指对人体进行刮拭时，所选择刮拭部位的顺序。一般来说，对于整体刮痧者，其顺序为：头、颈、肩、背腰、胸腹、上肢及下肢（参照图44）。

对于局部刮痧者，颈部的顺序为颈、肩、上肢。

肩部的顺序为颈、肩上、肩后、肩前、上肢。

背腰部的顺序为背腰部正中、双侧、下肢。

刮痧顺序总的原则是先头面后手足，先背腰后胸腹，先上肢后下肢，逐步按顺序刮痧。

上述所讲的刮痧顺序主要是根据人体部位的不同、临床实际操作的需要进行了合理的选择，而不同部位刮痧采取的方法又不完全相同。在本节中，刮痧的部位主要是背腰部和下肢部，大家实际操作后会发现这些部位不仅刮拭路线比较长，刮痧板的运动是直线运动，可以说是一刮到底，且自我手下感觉施力比较顺畅。其实这种方法就是刮痧手法中最常用的直线刮法。直线刮法，又称直板刮法，就是用刮痧板在人体体表进行有一定长度的直线刮拭（参照图22）。此法宜用于身体比较平坦的部位，如背部、胸腹部、四肢部位。

　　阴雨天的时候，人们常常会觉得胸痛、胸闷、喘不过气来。一般情况下，这属于一种正常的生理情况，主要是因为当阴雨天时，大气压降低，人体内外部气压形成了压力差，压力差对人体内部产生压力变化，经过神经接受产生"反射弧"效应，传递到大脑神经，产生压迫感，这种胸闷的情况在天气放晴后就会消失。如果较长时间没有消失，或者伴有其他不适的症状，或者平常情况下也曾偶发过胸闷、胸痛的症状，就要去医院进行相关的检查。如果经过专业检查，X线摄片、心电图及超声心动图检查均正常时，这种症状可能是一种以心血管症状为主的功能性失调的心脏神经官能症（即心脏自主神经功能紊乱症），并非是器质性心脏病。对于这种情况，首先要调整心态，不要让自己背上"心脏病"的包袱，继而积极培养良好的生活习惯，科学选择适合自己的保健措施，做好预防工作。

　　既然不是器质性的病变，那么这种胸闷、胸痛症状是怎么发生的呢？由于生活焦虑、工作紧张、情绪激动、精神创伤等原因，中枢的兴奋和抑制功能失衡，引起了一系列交感神经张力过高的症状，以致稍有活动或稍许劳累即不能适应，因而产生过度的心血管反应而致胸闷、胸痛、心慌、气短。

　　这种功能性胸闷（即无器质性病变的胸闷），经过短时间的休息、放松思想、调节情绪，很快就能恢复正常。但是这时也该提高警惕了，因为这是身体敲响的警钟，如不提高警惕，可能会带来身体器质性的病变。

此外，还有一部分胸痛是由邻近器官组织的病变引起的，如心血管疾病（冠心病、心肌病变等）、呼吸系统疾病（支气管炎、肺心病等）、胸壁疾病（肋间神经炎、肋软骨炎、皮肌炎等）以及食管病变等。

刮痧治疗胸痛的基本方法

刮痧通过刺激相应经络调整神经反射，改善血液和组织间的循环，加强器官组织细胞的新陈代谢，具有调节人体功能活动的作用，还可使局部皮肤充血，毛细血管扩张，血液循环加快。而且刮痧的刺激可

刮痧重点

◎背部：足太阳膀胱经—肺俞、心俞
◎胸部：任脉——膻中、天突；手太阴肺经——中府

通过神经 - 内分泌调节血管舒、缩功能和血管壁的通透性，增强局部血液供应而改善全身血液循环。对于上述这些病证引起的胸闷、胸痛，刮痧都能够有效缓解，这主要通过刮拭对应的背部和胸部来起到作用。

1. 刮背部（参照图67）

背部的刮拭方法与背痛基本相同，主要刮拭背部脊柱旁开1.5～3寸的区域，即足太阳膀胱经循行区域，背部肌肉较胸部丰厚，用力适当加重一些，但用力一定要均匀，尽量拉长刮拭距离，用刮痧板的角

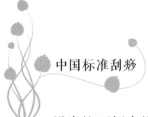

沿脊柱两侧直线刮拭，每侧刮拭 20 ～ 30 次即可。

2. 刮胸部正中（参照图 68）

采用仰卧位或仰靠坐位，刮拭胸正中任脉循行区域，即胸骨柄的位置，主要从胸骨上、咽喉下的天突穴刮至胸骨柄的下端。此处肌肉比较薄弱，手法要轻，可用刮痧板的面进行刮拭，刮拭时要从上往下，不可来回刮，一般刮拭 10 ～ 20 次即可。

3. 刮胸两侧（参照图 69、72）

采用仰卧位或仰靠坐位，此处由于胸部两侧肋骨间隙面积较小，刮拭时要用刮痧板的棱角，沿着肋骨间隙从正中线向外做有规律的单方向刮拭，每一肋间隙刮拭 10 ～ 20 次即可，从上向下依次刮至乳根，乳头部位避开不可刮拭。比较消瘦者或胸部肌肉薄弱者，可用刮痧板厚面边缘角部沿两肋间隙由内向外以弧线刮法刮拭 5 ～ 10 次；胸部肌肉比较丰厚者，可用刮痧板薄面边缘沿两肋间隙由内向外以弧线刮法刮拭10~20次。从这里也可以看到刮痧板设计上的独特性及它的适应度。

胸部为心肺所居之处，刮拭胸部可提高心、肺功能，对心慌、胸闷、气短、疲劳等症状有缓解的效果，也可以用于冠心病、心绞痛、心律不齐、慢性支气管炎、哮喘、肺气肿等疾病的预防保健和病后康复。另外，刮拭胸部对妇女防治乳腺增生、乳腺炎和乳房保健等也有一定的效果。但同时还需注意胸部特殊的骨性结构，肌肉少、软骨多，并且骨骼结构不规则，用力过重会对心肺功能造成影响和损害。对于患有一般心肺疾病的人，宜采用轻手法刮痧。受女性生理特点所限，对于女性朋友来讲，胸部乳头部位是禁刮的，乳房其他部位宜轻刮。若患有乳腺肿瘤，乳房部位是严禁刮拭的。

天突穴和膻中穴是胸部刮痧时必刮的穴位，但由于其胸部特有的骨性结构特点，刮拭不当可能会造成损伤，下面着重介绍一下胸部常用的穴位刮痧方法：

（1）按揉天突穴（参照图70）：天突穴是任脉穴位，位于颈部正中、胸骨上窝的中央，刮拭本穴位时可选用仰卧位或仰靠坐位，使刮痧板的棱角按至天突穴上，利用腕力点压，并有规律地按照顺、逆时针方向各按揉5~10次即可，点压、按揉和旋转要同步协助操作，用力要轻柔适中，以能够承受并有热感为宜，此处深部为气管所在，用力过重会产生呛咳、恶心等不适。

（2）轻刮膻中穴（参照图71）：膻中穴也是任脉穴位，位于胸部两乳头连线的中点。刮拭本穴位时也宜选用仰卧位或仰靠坐位，使刮痧板的棱角按至膻中穴上，利用腕力由上向下轻刮5 ~ 10次，即用刮痧板做短距离的直线刮拭，刮拭长度大约在5cm即可，注意力量不可太大，以能够承受为度。

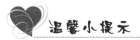 温馨小提示

　　虽然大部分的胸闷、胸痛都是由一些轻微的病因所引起的，但胸部是一个很复杂的部位，各种不同的器官与神经分布于其中，这些器官都会造成类似心脏病发作的症状，有些疾病引起的胸闷、胸痛是相当危险的。

　　因此，我们一定要学会辨认哪些是有生命危险的胸痛，如心肌梗死、肺栓塞与气胸等。如果不能确定这症状到底是怎么回事，或胸痛得相当厉害，应立即到最近的医院就诊，即使是虚惊一场也没有关系。因为如果真的是心脏病、肺栓塞等病发作，会救回一命！切记：胸闷胸痛，不可小觑。

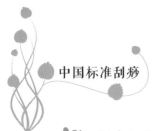

刮痧知识：刮痧体位

在刮痧的过程中，体位是很重要的。因为，正确地选择刮痧体位可以达到两个目的：一是便于被刮者在刮痧过程中充分暴露刮痧部位，处于一个相对放松的状态；二是有助于操作者"巧劲"的发挥，达到事半功倍的效果。

那么如何选择刮痧体位呢？首先要了解选择的刮痧部位主要是人体的哪些地方，这些地方的选择是以经脉循行和病变部位为主，其中常刮部位有头、颈、肩、背、腰及四肢等。接下来就可以根据不同的部位而确定刮痧体位。常用的刮痧体位主要有以下几种：

1. 坐位（参照图 7、8、9）

侧身坐于椅上，一只手扶于椅背上；或双腿分开，面向椅背坐于椅上，双手扶于椅背上；或坐于方凳、圆凳上，双手扶于桌边或床边。多用于头面部、颈项部、肩部、背部和上肢部位的刮痧。如头痛、感冒、颈痛、肩痛和上肢肘、腕、手部位的疼痛等病症刮痧治疗时，多选择这种体位。

2. 仰靠坐位（参照图 10）

坐于椅上，背部靠于椅背，多用于面部、颈前、胸部、肩部和上肢部位的刮痧。如咽部不适、慢性气管炎、肩痛等病症刮痧、全身刮痧以及面部刮痧美容时，多选择这种体位。

3. 扶持站位（参照图 11）

身体前倾稍弯腰站于床、桌或椅前，双手扶床边、桌边或椅背，多用于背部、腰部、臀部和下肢部位的刮痧。如背痛、腰痛、腿痛及下肢不适等病症刮痧治疗时，多选择这种体位。

4.仰卧位（参照图12）

面朝上仰卧于床上，多用于面部、胸部、腹部和上肢内侧部位的刮痧，尤其适用于老年人、妇女和全身刮痧者。如腹泻、腹痛、肥胖等病症刮痧，全身刮痧、面部刮痧美容以及心肺不适患者的胸部刮痧时，多选择这种体位。

5.俯卧位（参照图13）

面部朝下，俯卧于床上，多用于头后部、颈部、肩上、背腰、臀部和下肢内、外、后侧的刮痧。如颈痛、肩痛、背痛、腰痛、疲劳、腿痛、失眠等病症刮痧，全身刮痧以及背部刮痧配合拔罐、走罐时，多选择这种体位。

6.侧卧位（参照图14）

侧身卧于床上，多用于肩部、臀部和下肢外侧的刮痧。如肩周疼痛、髋部疼痛以及下肢一侧骨关节疼痛或半身不遂患者刮痧治疗时，多选择这种体位。

在日常生活中，偶尔因为吃的食物不合适或者受凉等原因，人们常常会出现"肚子痛"。"肚子痛"是男女老少最常发生的疾病症状之一，而且一年四季均可发生。其实"肚子痛"只是一个生活俗语，如果准确描述的话，应该称之为"腹痛"。

如果是受凉了，简便的方法就是喝些生姜红糖水并且用热水袋热敷腹部，腹痛很快就会消失。但是在医学上，腹痛作为一个症状，可能出现在不同的疾病中。这是因为引起腹痛的原因有很多，除了吃的食物不合适或者受凉，还涉及内科、外科、妇科等常见疾病，因而在现实生活中不能马虎，反复、持续的腹痛要及时去医院诊治。

这里我们主要介绍一般腹痛的刮痧治疗，作为确定病因后的家庭保健治疗腹痛的一种方法。

腹痛，顾名思义就是腹部疼痛，医学上腹部主要指胃以下，耻骨毛际以上部位，即老百姓平常所说的肚子。腹部内包含脾、胃、大肠、肝、胆等众多脏器，所以各种原因引起这些脏器发生病变都有可能出现腹部的疼痛，如急慢性胃肠炎、胰腺炎、胃肠痉挛、不完全性肠梗阻、肠易激综合征等。

当家中有人出现不明原因的腹痛，并不见任何减缓迹象时，不要先"忍一忍"，在没弄清楚原因之前，不能随便吃止痛药物，应尽快上医院进行诊治。因为腹痛是一个症状，牵涉范围较广，止痛药物会减轻疼痛，掩盖病情，若真有大问题，到了医院会不利于医生的诊断，继而影响疾病的早发现与早治疗。

如果得到确诊并且经过治疗在家休养者，可以选择刮痧来减轻腹痛带来的痛苦。除此之外，如果是慢性胃肠病或简单的因饮食或者天气等原因造成的腹痛，便可以放心地选择刮痧来进行调理与治疗。

中医认为腹痛多因风寒之邪入侵腹中，或饮食不节，暴饮暴食，损伤脾胃，饮食停滞；或抑郁恼怒，导致气机不利，引起脏腑经络气血瘀滞而发病，治疗上当以通为主，即调畅气血运行，通则不痛。刮痧能够疏通气血，调和脏腑气血，改善局部血液循环而恢复腹内脏器功能，对于腹痛具有很好的止痛作用，同时还能具有消积导滞、健脾和胃、提高消化吸收功能的作用。此外，通过刮拭摩擦相应经脉穴位疏通经络，促使病变处阻滞消散，痉挛解除，达到缓解或消除疼痛之目的，通过内外结合而解除腹痛。

刮痧治疗腹痛的基本方法

在家中刮痧时，应该选择一个软硬度适合的床，不能选择过于柔软的床，这样不利于刮痧力量的渗透。首先取仰卧位，用手或刮痧板平面按揉腹部，让腹部肌肉稍微放松。

1. 刮背部（参照图 67）

取俯卧位，用直线刮法刮背部两侧足太阳膀胱经，从膈俞刮至大肠俞，每侧各刮 20 ~ 30 次即可。重点刮拭膈俞、脾俞、胃俞，可用刮痧板的角点压按揉 3 ~ 5 秒。

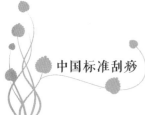

2. 刮腹部正中（参照图 73）

腹部正中为任脉循行区域，要从上向下刮拭，肚脐避开不可刮拭，分别从任脉上脘穴向下刮至中脘穴、下脘穴，从肚脐下气海穴向下刮至关元穴、中极穴，每一段用刮痧板的边刮拭 20 ～ 30 次即可，要重点刮拭中脘、关元穴。

刮痧重点

◎背部：足太阳膀胱经——脾俞、膈俞
◎腹部：任脉——中脘、气海、关元；足阳明胃经——天枢；足太阴脾经——大横
◎下肢：足阳明胃经——足三里；足太阴脾经——三阴交

3. 刮腹部两侧（参照图 74）

主要刮拭腹部两侧足阳明胃经和足太阴脾经循行区域，胃经循行在腹部正中旁开 2 寸的位置，脾经循行在腹部正中旁开 4 寸的位置，每个部位用边刮法刮拭 20 ～ 30 次即可，之后再用手或刮痧板平面顺时针绕肚脐摩擦 5 ～ 10 次。

4. 刮下肢（参照图 84、85）

刮完腹部之后，还可以选择刮拭下肢，用直线刮法刮拭小腿外侧胃经和内侧足太阴脾经循行区域，重点刮拭足三里、三阴交穴，每个部位各刮拭 10 ～ 20 次。

人体的腹部为肝、胆、脾、胃、肾、膀胱、大肠、小肠所居之处，经常刮拭腹部可以提高胃肠消化吸收功能、增强人体免疫力，多用于健康人及亚健康人的保健。也可以对以上脏腑病变所引起的腹泻、便秘、食欲不振、腹胀、腹痛、肥胖等不适症状，起到较好的调节作用。尤其是中脘、天枢、气海等穴位，是腹部刮痧中常用的有效穴位，具有调节脾胃消化功能的作用。

腹部常用穴位的特殊刮法

1. 按揉中脘穴（参照图75）

中脘穴为任脉穴位，位于肚脐上4寸，在腹部正中线上。刮拭时多取仰卧位或仰靠坐位，使刮痧板的棱角按置在中脘穴上，利用腕力点压，并做有规律的顺、逆时针按揉，各方向各按揉8～10次即可。也可从上向下，做有规律的单方向刮拭，即短距离直线刮拭，注意力量不可太大，刮拭速度也要慢一些，刮拭10～20次即可。

2. 重刮天枢穴（参照图76）

天枢穴为足阳明胃经的穴位，位于肚脐两侧2寸的位置。刮拭时多采取仰卧位或仰靠坐位，使刮痧板的棱角按在肚脐旁天枢穴上，从上向下，做有规律的单方向刮拭，力量可略大，但以能够承受为度，速度宜慢，也可用刮痧板的棱角点压、按揉，刮拭10～20次即可。

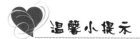

温馨小提示

　　腹部刮痧的方向应由上向下刮，不宜由内向外刮拭，以免造成腹部肌肉松弛。在饭后半小时以内最好不要刮拭腹部。孕妇的腹部、腰骶部禁止刮痧，以免引起流产。妇女月经来潮期间，勿刮拭腹部。

　　腹痛的原因比较复杂，在日常生活中要注意饮食、生活起居。在饮食方面，不要过食寒凉，尽量少食刺激性食物、肥甘厚味和不易消化的食物。天气变化时，要随时增减衣物。同时也要进行适当的体育锻炼，保持心情舒畅、劳逸结合、增强自身的抵抗力。

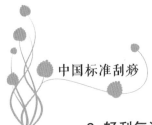

3. 轻刮气海穴（参照图 77）

气海穴为任脉的穴位，位于肚脐下 1.5 寸的位置。刮拭时宜取仰卧位或仰靠坐位，使刮痧板的棱角按在气海穴上，进行点压按揉。亦可从上向下，经过该穴位，做有规律的单方向刮拭，注意力量不可太大，速度要慢，刮拭 10 ~ 20 次即可。

中医的虚实补泻概念

虚是指正气不足，虚症是正气虚弱所表现的病变和证候；实是指邪气过盛，实证指邪气过盛而正气未衰所表现的病变和证候。虚证多反映出不足的征象，实证多反映出有余的征象。

1. 虚证的临床表现

形体消瘦，精神委靡，体倦少气乏力，气弱懒言，面色没有光泽，心悸气短，失眠健忘，自汗盗汗，遗精遗尿，疼痛喜按，舌干无苔或少苔等。

2. 实证的临床表现

形体壮实，精神亢奋，声高气粗，胸腹胀满，疼痛拒按，大便秘结，小便不利，舌苔厚腻等。

看到这里可能有人发现自己没有对号入座，因为人体是一个复杂的整体，现实中大多数疾病属于虚实夹杂，譬如说脾虚的同时有胃滞，但是对于虚实孰轻孰重，只有因人而异了。

体有虚实，刮有补泻，大家有了轻重快慢和虚实的概念，理解刮痧的补泻就不难了。上述几种常见的刮痧方法一般都是相互配合运用的。一般来讲，力量轻、速度慢、时间长的为补法，宜用于体弱多病、久病虚弱的虚证患者，或对疼痛敏感的人群等；力量重、速度快、时间短的为泻法，宜用于身体强壮、疾病初期的实证患者以及骨关节疼痛患者；此外，力量、速度、时间均适中的则为平补平泻，宜用于虚实夹杂体质的患者，尤其适宜于亚健康人群或老年健康人群的保健刮痧。

刮痧补泻手法的应用

三因制宜是中医重要的治疗原则，即因时、因地、因人制宜。刮痧也因时间、地点和人的不同而使用补泻等不同的手法。

1. 因时制宜

时间因素是刮痧治疗要考虑的因素，如春夏之季，阳气升发，气血运行相对表浅，刮痧治疗时手法宜轻，刮拭时间宜短，即多用补法进行刮拭；秋冬之季，阴盛阳衰，人体气血敛藏于内，刮痧治疗时手法可稍重，刮拭时间可稍长，即可用平补平泻或泻刮法进行刮拭。

2. 因地制宜

地理因素也是刮痧治疗要考虑的因素，如北方寒冷之地，往往出现寒症，刮痧治疗时手法宜稍重，刮拭时间宜稍长，即可用平补平泻或泻刮法进行刮拭，刮痧治疗时可配合拔罐和艾灸。而在南方，气候炎热，肌肤毛孔常处在开泄状态，刮痧治疗时手法宜稍轻，刮拭时间宜稍短，即可用补刮法进行刮拭。

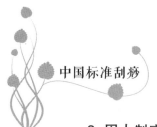

3. 因人制宜

因人制宜就是根据患者的年龄、性别、体质、心理等因素，来考虑刮痧治疗法则和手法等，如小儿为"稚阴稚阳"之体，脏腑娇嫩，气血未充；老年人气血衰少，功能减退，所以给老人、小孩刮痧治疗时手法一定要轻柔，即用补法进行刮拭；年轻力壮、体质较强者，可用平补平泻或泻刮法进行刮拭。同时，人的体质也有强弱之分，患病有虚实之别，体质强又是实症的患者，可用泻刮手法；体质弱又是虚症的患者，只能用补刮手法。

🌸 刮痧知识：刮痧常用手法

在了解刮痧补泻之前，首先讲讲几种常见的刮拭手法。从前文腹部常用穴刮拭方法的介绍中可以发现，刮拭手法有力度、速度的区别，根据刮拭力量的轻重和速度的快慢，刮痧手法可以分为以下四种：

1. 轻刮法（参照图 19）

刮痧时刮痧板接触皮肤面积大，移动速度慢，下压刮拭力量小。多用于儿童、妇女、人老体弱者及面部的保健刮拭，因此一般不会让被刮者有疼痛或其他不适的感觉。

2. 重刮法（参照图 20）

刮痧时刮痧板接触皮肤面积小，移动速度快，下压刮拭力量大，但要在被刮者能够承受的范围之内。多用于年轻力壮、体质较强或背部脊柱两侧、下肢肌肉较丰满地方的刮拭。

3. 慢刮法

刮拭次数每分钟 30 次以下。其中力量重而慢刮，多用于体质虚弱的人，主要部位是腹部、关节部位和一些疼痛明显的部位；力量轻而慢刮，多用于体质虚弱或面部保健的人，主要刮背腰部正中、胸部、下肢内侧等部位。

4. 快刮法

刮拭次数每分钟 30 次以上。其中力量重而快刮，多用于体质强壮的人，主要部位有背部、下肢或其他明显疼痛的部位；力量轻而快刮，多用于体质强壮或进行整体保健的人，主要刮背腰部两侧、胸腹部、下肢外后侧等部位。

八、 关节痛——运动性损伤和关节退行性病变的刮痧

　　每天清晨，当我们醒来开始一天的生活时，我们的四肢关节也开始了它们紧张的一天。它们具有强大的功能，使得我们的日常生活与劳作能够和谐有序地进行，如穿衣、洗脸、行走、骑车、运动、敲键盘等。

　　四肢在给我们带来巨大功能的同时，也成了我们人体最容易受损的部位。生活中许多人被四肢的疾病困扰而影响了生活质量，如网球肘、下肢静脉曲张、鼠标手、踝关节扭伤等。

　　中医认为，四肢与肝、脾、肾的关系较为密切。脾胃为气血生化之源，脾胃健运，气血充盛，四肢、肌肉得以濡养，才能健壮有力。若脾失健运，则肌肉瘦削、四肢软弱无力。肝主筋，具有主管全身筋膜运动的功能，能支配肢体关节的屈伸运动，肝脏功能强盛，则肢体关节活动自如、强健有力；若肝脏功能失常，则肢体关节活动失灵，或麻木、屈伸不利，或易于疲劳。肾主骨，肾精具有促进骨骼生长发育和修复的功能，肾精旺盛，骨髓充盛，则骨骼健壮，肢体强劲有力，若肾精不足，成年人则会骨骼软弱无力，老年人则会骨质疏松。四肢部位还是十二经脉的主要循行部位，通过经络将四肢的疾病与脏腑功能密切联系，所以，治疗四肢的疾病要注意整体与局部的结合，体现中医的整体观。下面通过四肢关节常见疾病来介绍人体四肢部位的刮痧方法，各种常见疾病引起的四肢关节痛均可参考以下各部位的刮痧方法。

网球肘

"网球肘"命名的来历，是因网球运动员易患此病而得名，它的医学名称为"肱骨外上髁炎"。其实不仅打网球、羽毛球、乒乓球，甚至是从事理发、修理机械、插秧、手工洗衣、做饭或经常使用电脑等肘关节活动多的工作都可诱发网球肘。有些肘关节活动并不多的人，由于局部受到损伤或受凉等，也可发病，如中老年人由于肌腱纤维退变、老化，损伤后往往不能很快恢复，发病率也较高。所以网球肘并非网球运动员的"专利"，更不全是网球运动员的职业病。

工作、生活中，由于长期的劳损，使附着在肘关节部位的一些肌腱和软组织，发生部分纤维撕裂或损伤，或因摩擦造成覆盖在关节表面的骨膜创伤，引起骨膜炎，即手肘外侧的肌腱发炎疼痛，产生相应症状，主要表现为肘关节持续疼痛，活动受影响，尤其是伸直肘关节或旋转前臂时症状更加厉害，有时疼痛还向前臂发散，影响工作和生活，甚至做简单的家务，如拧毛巾、扫地都会疼得不能进行。自我确诊此病时，可做旋臂屈腕试验，方法是将肘关节伸直、腕部屈曲，然后将前臂尽量向后、向外旋转，此时如果肘部疼痛加剧，即说明是患了网球肘。

出现网球肘后，应注意休息，尽量减少一些使用肘部、腕部力量的动作。各种透热的物理疗法，如用热水袋、热毛巾热敷，并结合

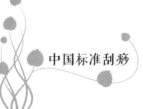

推拿、刮痧等，都有很好的疗效。推拿、刮痧通过穴位和经络产生刺激，放松肘部的肌肉，能够有效缓解疼痛，尤其是刮痧时在刮痧板直接刺激下，局部组织温度升高，促进刮拭组织周围的血液循环增强，能够加速致痛物质的循环代谢。

刮痧治疗网球肘的基本方法

网球肘刮拭主要刮拭上肢部位。上肢刮痧主要分为外侧和内侧刮痧。

上肢（参照图 78、79）

上肢外侧是手阳明大肠经、手少阳三焦经、手太阳小肠经循行区域，上肢内侧是手太阴肺经、手厥阴心包经和手少阴心经循行区域，

> ### 刮痧重点
>
> ◎手阳明大肠经：臂臑、肘髎、手三里、合谷
> ◎手少阳三焦经：天井、外关
> ◎手太阴肺经：尺泽
> ◎手厥阴心包经：内关

由上往下依次刮拭外侧和内侧的各经脉循行线。可以肘关节为界分为上下两段进行刮拭，内侧每一部位刮拭 10 ~ 20 次即可，手腕上侧的内关、神门穴可采用点压法、按揉法。外侧每一部位刮拭 20 ~ 30 次即可，手三里、合谷、外关穴可采用点压法、按揉法。

除此之外，网球肘刮痧康复治疗时，重点刮拭的穴位还有肘关节周围的手阳明大肠经的臂臑、肘髎穴，以及手少阳三焦经的天井穴、手太阴肺经的尺泽穴。肘关节周围的穴位多用刮痧板的角进行点压、按揉，每一穴位点压按揉 3 ~ 5 秒即可。这些穴位是肘关节周围肌腱

的主要附着点，刮拭可以有效放松肌肉，缓解疼痛，也可以点压按揉疼痛最明显的部位，也就是中医常说的"以痛为腧"。

上肢刮痧不仅可以治疗上肢部位的疾病，还可以治疗上肢及颈项部麻木、肿痛、关节炎等病症。刮拭时，要尽量拉长，由上往下刮，但皮肤若有感染病灶、破溃、痣、瘤处要避开，不能强行刮拭。

下肢静脉曲张

穿着优雅的高跟鞋进行了一整天的繁忙工作之后，回到家再也不想动弹了，因为这时的腿已经又酸又沉甚至胀痛不已了。若有小腿酸麻、肿痛、半夜腿部抽筋、无法长时间维持同一姿势、腿部容易感到疲倦、觉得腿不听使唤等症状时，就要注意，这些症状很可能是下肢静脉曲张的前兆。

下肢静脉曲张俗称"浮脚筋"，是静脉系统最常见的疾病，形成的主要原因是长时间维持相同姿势，血液蓄积下肢，在日积月累的情况下破坏静脉中阻止血液回流的瓣膜而产生静脉压过高，造成静脉曲张。下肢静脉曲张在早期并无症状，不影响人们的日常活动，因而不引起大家的注意。但是时间一长，主要症状就会出现并影响人们的生活，如下肢感到困、酸沉、无力、憋胀、疼痛，常常表现为晨轻夜重。如果我们不及时采取措施，腿部的皮肤还会逐渐冒出红色或蓝色，像是蜘蛛网、蚯蚓的扭曲血管，或者像树瘤般的硬块结节，静脉发生异常的扩大肿胀和曲张。有报道称有 25% ~ 40% 的女性罹患静脉曲张，所以，工作需要持久站立、经常性走动或穿高跟鞋的职业女性，尤其要格外谨慎。

下肢规律性运动是预防下肢静脉曲张的有效方法。但是有的青年朋友因工作繁忙而没有时间锻炼，有的中老年朋友锻炼时间稍长一点就会觉得累，所以在这里推荐一个简单、有效的预防治疗方法——刮痧。刮痧可以在家中，不用花费很多时间和金钱而达到对下肢静脉曲张的预防和辅助治疗作用。

刮痧治疗下肢静脉曲张的基本方法

运用刮痧治疗下肢静脉曲张，首先要记住一点，刮拭下肢的方向与一般疾病的刮痧方向截然不同，而是从远心端的小腿刮向近心端的大腿，即逆刮法（参照图 24），也就是从下往上刮，而且手法要轻，以促进静脉血管的血液循环。静脉曲张的刮拭部位主要为背部、上肢和下肢。

1. 刮背部（参照图 67 ）

先用直线重刮法从上向下刮拭背腰部脊柱旁开 1.5～3 寸的区域，也可以分别刮拭背部足太阳膀胱经的两条循行线，每侧刮拭 20～30 次为宜；再用轻手法直线刮法刮拭上髎、次髎、中髎、下髎到会阳穴，每侧刮拭 10～20 次为宜。

2. 刮上肢

用直线刮法，力度可以重一些，但要以能够承受为度，用刮痧板的

刮痧重点

◎背部：足太阳膀胱经——八髎
◎上肢：手太阴肺经——太渊
◎下肢：足太阳膀胱经——委中、承山；足少阳胆经——阳陵泉；阿是穴

平面刮拭上肢内侧的手太阴肺经循行区域，主要从列缺（两手虎口自然交叉，一手食指按在另一手的前臂内侧，当食指尖到达之凹陷处取穴）刮至掌根的太渊穴，两侧各刮 10 ~ 20 次即可。太渊穴有行气活血的作用，可用刮痧板的角点压、按揉太渊穴 10 ~ 20 次。

3. 刮下肢（参照图 84、86）

这是刮痧治疗的重点。首先刮拭患侧下肢足太阳膀胱经循行区域，从下往上刮拭小腿肚中间的承山穴至委中穴区域，刮拭 20 ~ 30 次即可；然后刮拭小腿外侧的足少阳胆经循行区域，也是要从下往上刮拭，从外踝上的外丘穴刮至膝盖下的阳陵泉穴处，刮拭 20 ~ 30 次即可；最后刮拭下肢疼痛最明显处，即“以痛为腧”的阿是穴，自下而上补刮静脉曲张处局部皮肤，手法要轻，刮拭 5 ~ 10 次即可，也可用刮痧板的平面进行刮拭，即我们所说的摩擦法。

一般下肢刮痧可分为“两段三区”。“两段”就是以膝关节为界将下肢分成两个节段，目的是避开膝关节进行刮拭，因为膝关节骨骼结构特殊，肌肉比较薄弱，不可用蛮力刮拭。

三区就是将下肢分成内、外、后三个区域，由下向上逐步刮拭。其中，下肢的外、后侧主要是刮足阳明胃经、足少阳胆经和足太阳膀胱经循行区域，足少阳胆经的环跳穴、足太阳膀胱经的承山穴是重点要刮拭的穴位，可用刮痧板的角进行点压、按揉，也可以用弹拨法，即我们所说的拨筋法；腘窝的委中穴（参照图 89）也是下肢刮痧中必刮的穴位，此穴适合采用击打法、挑痧法。下肢内侧主要是刮足太阴脾经、足厥阴肝经和足少阴肾经循行区域，足太阴脾经的三阴交（参照图 91）、血海穴（参照图 87）是常刮的重点穴位，可采用点压法、按揉法。每一部位刮拭 10 ~ 20 次即可。

一般情况下，我们采取的刮痧方向都是由上而下，但是对下肢静脉曲张、下肢水肿的患者或按常规方向刮痧效果不理想的病症，应该从远心端开始向近心端方向刮拭，这是与常规的刮拭方向相反的，即逆刮法。

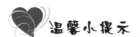 温馨小提示

除了刮痧，在日常生活中，还可以通过一些措施来调护下肢静脉曲张，以缓解症状和减缓病情进展。

（1）避免长时间站立或久坐，平常多散步舒展筋骨。

（2）保证每天定时数次躺下将腿抬高，保持让腿高过心脏的体位姿势，可促进腿部静脉循环。

（3）避免身体经常处于高温状态，尤其不宜洗桑拿。

（4）积极防治便秘、过度肥胖等，因腹内压升高会加重静脉曲张。

（5）几种预防静脉曲张的运动方式：尽管运动可以预防下肢静脉曲张，但是运动量和运动时间一定要循序渐进，逐步提高血管的适应能力，否则会适得其反。

①爬行运动：爬行运动不仅利于下肢静脉向心脏回流，降低静脉压，而且对上肢、腿、脊柱、腰、心脏功能都有帮助。游泳是预防静脉曲张的最佳运动方式，属于水平运动。游泳时水的压力有助于增强血管弹性，同时下肢不断地在水中进行规律性的屈腿、伸腿或打水动作，也可以增加腿部肌肉的张力，从而起到预防静脉曲张的作用。

②下肢运动操：白天做抬腿、屈腿运动，取直立位，双腿依次抬起、放下，每侧 10 次；然后双手扶膝下蹲、起立，共 10 次。睡前可做摆腿、蹬腿运动，取仰卧位，双腿伸直，抬起右腿约 45°，将其上下、左右摆动各 5 次，然后换左腿做；然后抬起右腿，屈膝，用力向前蹬，反复 10 次，然后换左腿做同样的动作。

膝关节痛

在夏天，不少中年朋友仍如年轻时一样贪图凉快，晚上往往只穿短裤睡觉，有的长时间待在空调房间，有的时候还对着电扇吹，结果诱发膝关节炎，整个夏季都在痛苦中煎熬。另外，还有一部分"老寒腿"，说的是老年人一遇到天气变冷，膝关节就会受寒、疼痛，甚至动弹不得。

人过中年后，各个器官开始发生退行性改变。膝关节是人体重要的负重关节，关节周围的肌肉、软骨、韧带等容易被磨损和破坏，加之生活中难免受到意外伤害，使得膝关节周围组织由于炎症而产生粘连，导致膝关节发僵，活动时还会发出弹响或者是摩擦声，尤其在受凉及过度活动时，这些症状就会加重。治疗中老年人的膝关节病变，缓解疼痛，除了选用对症的药物治疗、加强体育锻炼之外，还可以采用传统的刮痧疗法来祛除膝痛。

临床上不但医生用此法治疗患者的膝关节炎，还推荐教会患者，让他们自己在家刮痧，取得事半功倍的效果。

刮痧治疗膝关节痛的基本方法

膝关节的刮痧主要分为以下几个步骤：

1. 刮膝眼（参照图 92）

先用刮板的棱角点按双膝眼（膝关节弯曲，在髌韧带的内外两侧凹陷中，外侧为犊鼻，内侧为内膝眼），以这两点为中心，朝上下左右四个方向按揉，称之为一点四揉，每个方向5～10次；或者由里向外弹拨，宜先点按深陷，然后向外拨出3～5次。这是治疗膝关节病变的重要方法，有通经活血、疏散风寒、消肿止痛的功效。

2. 刮膝关节前侧（参照图93）

膝关节前面部主要为足阳明胃经所过部位，从上而下，由伏兔穴刮至梁丘穴，由犊鼻穴刮至足三里穴。

3. 轻刮鹤顶

鹤顶在膝部髌骨上缘的中央，以此点为中心，向上下左右四个方向刮痧，各做5～10次。该法对膝关节肿痛、上下楼梯膝部疼痛等膝关节病变症状疗效明显。

4. 刮膝关节内侧（参照图94）

足三阴经循行经过膝关节内侧部，主要刮拭足太阴脾经循行区域，从血海刮至阴陵泉，足厥阴肝经循行区域的曲泉穴刮至膝关以及足少阴肾经的阴谷区，也可以增大刮痧板的接触面，沿着膝关节内侧弧度刮拭，同时刮过内侧。

5. 刮膝关节外侧（参照图95）

膝关节外侧部主要为足少阳胆经循行区域，从膝阳关刮至阳陵泉穴，也可以增大刮痧板的接触面，沿着膝关节外侧弧度刮拭，同时刮过外侧。

6. 刮膝关节后侧（参照图96）

足太阳膀胱经循行经过膝关节后面部，主要从殷门经过委中刮至合阳穴。腘窝后部，尤其是委中穴周围，可用刮痧板拍打，即施行拍打法，以清泻血热、舒筋活络、益肾壮腰。

以上每一部位刮10 ~ 20次，整个膝关节部位刮痧以15分钟为宜。

如果尝试过刮痧的人可能会说，膝关节周围肌肉比较少，刮起来比较痛，而且可能会损伤关节，因此从来没敢在家刮过。其实只要掌握了膝关节刮痧的注意事项，完全能够在家里安全地给自己和亲人刮痧。怕痛的人开始会感到有些吃不消，只要稍微轻一点，等适应后再逐渐加大力度。

需要注意的是，手法上应从上到下，由轻到重，反复刮拭疼痛部位，遇关节部位不可强力重刮，并可适当延长刮痧的"行程"，以达到疏通经络的目的。通过反复刮拭，酸痛处即会出现红痧，症状重的甚至会出现一粒粒青紫色的痧包，这是正常现象，无须担心，通常5 ~ 7天后会自然消退。

膝关节痛来的快、去的也快，症状轻的患者，一般只要能把关节周围都刮一遍，一次即可见效。刮痧之后，一定要注意保暖，以免反复。

鼠标手

"鼠标手"在医学上称之为"腕管综合征"，是指人体的正中神经以及进入手部的血管，在腕管处受到压迫所产生的症状，主要会导致食指和中指僵硬疼痛、麻木和拇指肌肉无力感。

广义上讲，一切因为使用鼠标而导致的上肢（手臂、手腕、手掌、手指）不适，都应该称之为鼠标手或是鼠标伤害。除了上述手部的症状，更包括肩部甚至颈部的不适、手腕和前臂的疲劳酸胀、手腕的僵

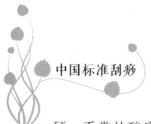

硬、手掌的酸痛等。

1. 为什么会出现鼠标手

虽然我们使用的电脑功能越来越完善，我们的工作越来越依赖它，但是鼠标仍是40多年前发明之初的基本外型，鼠标"趴"在桌面，由于键盘和鼠标有一定的高度，手腕就必须屈曲一定角度，腕部长时间处于紧张状态，压迫了腕管中的神经血管，使神经传导被阻断，同时血液供应受阻，导致腕部肌肉或关节麻痹、肿胀、疼痛、痉挛。不单单是腕部，由于使用鼠标时肩部有一定的外展角度，前臂旋转扭曲，长时间的操作会导致肩颈和手臂的疲劳不适，由于使用电脑的人越来越多，使这种病症迅速成为一种普遍情况，成为现代文明病之一。

2. 自我诊断

手部逐渐出现麻木感或像火烧一样的热感，并且每遇长时间使用电脑或一到晚上症状就会加剧，有些朋友还经常因此而在梦中痛醒。最常见的症状有手掌、手指、手腕、前臂和手肘部位的发僵、发酸、刺痛、麻木或握力和手部各部位协同工作能力降低，夜间疼痛加重，甚至牵连到胳膊、肩部和脖子，或出现腕关节肿胀、手动作没劲等症状。

刮痧治疗鼠标手的基本方法

刮痧治疗该病主要选取上肢部和腕部的局部穴位，刮痧的时候如果手和腕部疼痛明显，可以自己用刮痧板，首先刮拭前臂内侧手厥阴心包经循行区域，从曲泽穴经郄门、间使刮至内关、大陵，刮拭20～30次，然后用刮痧板的厚边分别从腕部关节斜向刮至手掌大、小鱼际部位，每一方向刮10～20次，之后用刮痧板的角重点点压劳宫、内关和合谷穴，每穴各刮拭3～5遍。如果是肩臂疼痛较明显的话，可以参考网球肘和肩周炎的刮痧治疗方法。

预防"鼠标手"，正确使用鼠标、键盘

1. 预防"鼠标手"

关键要尽量避免长时间握着鼠标或打字等，每工作一小时就要起身活动活动肢体，做一些握拳、捏指等放松手指的动作，锻炼手部关节，使紧张的肌肉放松，恢复弹性。

首先，在舒展身体各部位的同时，可以吸气时用力握拳，慢慢呼气，同时用力展开双手的五指，依次伸开小指、无名指、中指、食指和大拇指，左右手各做10次。

其次，双掌合十，互相摩擦至微热，然后用一只手的食指和拇指逐一揉捏另一只手的手指，从大拇指开始，每个手指各捏揉10秒钟。

最后，双手半握拳如持球状，上下翻动手腕以及顺逆时针方向旋转手腕各20次；以促进手部的血液循环，舒缓僵硬状态。

2. 正确使用鼠标、键盘

调整电脑桌上的键盘和鼠标的高度，最好低于坐着时的肘部高度，以减少操作电脑时对腰背、颈部肌肉和手肌腱鞘等部位的劳损。使用鼠标时，手腕保持自然姿势，不要悬空，尽量养成习惯靠臂力来

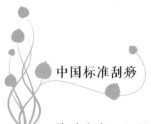

移动鼠标而不用腕力，减少手腕受力。尝试左右手交换使用鼠标，减少单手使用鼠标的时间和强度。另外，鼠标最好选用弧度大、接触面宽的，这样才有助腕力的分散，不要贪漂亮选择过小的鼠标。

踝关节损伤

你是否曾经在打篮球的时候，脚落地踩空了？或是在下楼梯的时候，不小心扭到了"脚脖子"，脚踝部位突然出现局部的疼痛，肤色发青，肿胀的像"小馒头"一样？如果有这些现象，可就要注意了，踝关节很可能已经扭伤了。

这当中，最常见的就是外踝关节处的外侧副韧带损伤。该病多由间接外力所致，有时还可能合并踝关节骨折，而且如果治疗不及时的话，日后还会反复发作甚至影响脚踝关节的功能。

因此，在扭伤后最好去找专科医生确诊，排除骨折或韧带撕裂的可能性后，再进行相关的刮痧治疗。而且该病早期处理也很重要：扭伤后，应立即用冷敷，并加压包扎，抬高患肢，外敷治疗跌打损伤的药物。注意在扭伤的初期一定不要用热敷，也不能使用局部揉搓等按摩手法，这样会加重病情。最好是卧床休息，如果必须下地的话，可以手持拐杖以防止踝关节负重，不要过早运动或活动，休息时间最好在两周以上。

刮痧治疗踝关节痛的基本方法

如果已经做到了以上几点，在恢复期的时候，还可以通过刮痧来促进扭伤症状的恢复。刮痧的部位主要选取踝部局部穴位和下肢的经穴。

由于踝关节周围骨性突起和肌腱韧带比较多，肌肉比较薄弱，此处的刮拭一般常用点压法、按揉法和弹拨法，或者短距离直线刮法，并且手法要轻。如果是外踝处损伤，首先用角刮法、轻刮法短距离刮拭足背部阳明胃经循行区域，重点刮拭解溪穴；然后点压按揉外踝前下方凹陷处的丘墟穴；最后用弧线刮法从昆仑穴刮至申脉穴，即从外踝后方刮至外踝下方，围绕外踝的后下部刮拭，昆仑穴处也可以采用弹拨法。

如果是内侧损伤，首先点压按揉刮拭内踝前下方凹陷处的商丘穴，然后用旋转法刮拭内踝后下方的照海、水泉、大钟、太溪等穴位。在踝关节肿痛比较明显的时期，手法要轻柔和缓，以患者能够耐受为度，不可用力过大，以免加重损伤。

后期手法适当加重，同时可以配合局部热敷或活血通络之中药外洗，常能收到比较满意的疗效。

踝关节扭伤的护理要点

1. 对踝关节扭伤严重者，应到医院拍 X 线片检查
X 线检查以排除骨折和脱位，如发现骨折应立即接受医生处理。

2. 通常扭伤后 24 小时内，局部可用凉水或酒精冷敷
冷敷可防止出血，减少血肿的形成和减轻疼痛。48 小时之后，

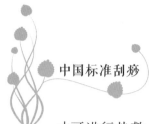

才可进行热敷，以改善血液循环。

3. 扭伤踝关节后，注意损伤部位的防寒保暖

不要过早下地及持重，以免妨碍其功能的康复。一般要待 7 ~ 10 天扭伤基本好转后，才可逐渐开始步行。睡眠时，患脚可用枕头垫高，以减轻肿胀。

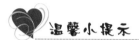温馨小提示

> 需要注意的是刮痧治疗一定要在扭伤几天后，症状有所缓解的时候才能进行，在急性期的时候请不要使用刮痧疗法。

四肢刮痧注意事项

（1）四肢部刮拭应尽量拉长，遇关节部位不可强力重刮。

（2）四肢皮下不明原因的包块、皮肤局部红肿、溃破感染部位应避开。

（3）在肘关节内侧尺神经区域、腋窝大血管及骨骼突出部位应轻刮。

（4）根据刮拭需要，一般仰卧位刮拭下肢外侧和内侧，俯卧位刮拭下肢后侧，应尽量减少变换体位的次数。

（5）膝关节结构复杂，宜用刮板棱角刮拭，掌握膝关节周围穴位刮痧正确的部位、方向，避免损伤关节。

（6）膝关节红肿或关节积液者禁刮。

刮痧疗法如何治疗骨关节、肌肉筋脉疼痛类疾病

循经取穴刮痧，对体表筋骨皮肉的病变疗效显著，尤其对各种骨关节引起的疼痛性疾病具有较好的治疗效果，如颈椎病压迫神经引起的肩、背剧烈疼痛、腰椎间盘突出压迫坐骨神经痛、急性腰扭伤引起的腰腿痛，一经刮痧治疗后能够立即止痛。

1. 疏经通络解痉止痛

由于直接或间接损伤而致肌肉、韧带、关节损伤，机体发出疼痛信息，传入神经中枢，发出保护性指令，使受伤局部肌肉紧张甚至痉挛，活动受限。这是人体的自然保护反应，但结果是肌肉更加收缩紧张，血液循环发生障碍，疼痛部位更加广泛，关节活动更加受到限制。

因此，临床上疼痛与肌肉紧张、循环障碍有着密切关系，凡是疼痛则肌肉多紧张，血液循环必然受限，肌紧张又会影响血液循环，疼痛必然加重，即所谓"不通则痛""痛则不通"。

采用刮痧手法治疗的目的就是为打断疼痛循环，消除肌肉紧张，改善血液循环，缓解疼痛。现代医学证明，当损伤局部经一定的刮拭摩擦后，能够缓解肌肉紧张，可消散血肿，有利于局部血液循环的改善，加速其他致痛物质的代谢及运转；此外，刮拭、点按治疗可刺激深部组织的感受器官和神经纤维，抑制痛觉信号的传导，从而阻断肌肉紧张与疼痛的恶性循环。即所谓"疏筋通络，解痉止痛"。

2. 改善局部循环，加强组织营养

一般而论，局部韧带、肌腱劳损均与局部血供不足有关，由于

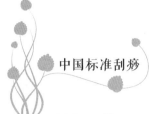

局部血供不足可引起局部氧化不足和代谢产物的堆积导致疼痛，而组织缺氧和代谢产物的堆积又可使局部软组织发生炎症反应，引起组织退行性、无菌性炎症病变，形成筋束或筋结，即我们在疼痛部位摸到的条索状结节。

刮痧对软组织劳损的治疗主要是通过改善局部血液循环，加强组织营养来实现的。经过刮拭以后，患者局部及远隔部位皮肤温度都会升高，周围血管开放，血流旺盛，改善缺氧状态，致痛活性物质被运转和分解，促进炎性产物的排泄，从而达到营养肌肉、消除疼痛的作用。

3. 松解粘连、润滑关节、促进功能恢复

软组织损伤如果不及时治疗，常易导致粘连，这种粘连常致关节活动功能受限。采用刮痧治疗可以消除粘连，减轻组织的炎性反应，尤其是能消散瘀肿，减轻关节滑膜的炎性反应。同时改善局部营养供应，促进新陈代谢，恢复肌肉的伸展性，促进病变肌肉及韧带修复，使骨关节结构和功能正常发挥。

刮痧知识：刮痧特殊手法——点压、按揉、拍打、弹拨手法

大家可能已经注意到了，在本节中点压、按揉、拍打法使用得比较多，而且还有一种刮拭方向与我们之前提到的刮痧方向相反的逆刮法，那么这些手法具体如何操作呢？

1. 点压法

点压法又称点穴手法。用刮痧板的边角直接点压穴位，力量逐渐加重，以患者能承受为度，保持数秒后快速抬起，重复操作 3～5

次（参照图29）。

此法宜用于肌肉丰满处的穴位，或刮痧力量不能深达，或不宜直接刮拭的骨骼关节凹陷部位，如环跳、委中、犊鼻、水沟、合谷和背部脊柱棘突之间等。对于点压法的操作要领，要和其他的刮痧手法区别开。点压法最大的特点就是没有了其他刮痧手法的移动性，它是固定在"点"上，在纵轴线上加压，没有横轴上的移动。点压法是一种较强的手法，用力要逐渐加重，使患者产生强烈的得气感（酸、麻、胀、痛的感觉），操作中忌用暴力，而应按压深沉，逐渐施力，再逐渐减力，反复操作，亦可在使用时略加颤动，以增加疗效。

2. 按揉法

用刮痧板厚边棱角面着力于一定的腧穴或体表部位上，由浅入深，缓慢着力，此时的力量要平稳，力度要逐渐加人，当达到一定深度后（以刮痧部位有明显酸、麻、胀、痛感为度），做往返或顺逆旋转（参照图30）。

操作时刮痧板应紧贴皮肤不移动，通过按揉使局部的皮下组织移动，每分钟按揉50～100次。此法宜用于太阳、曲池、足三里、内关、太冲、涌泉、三阴交等穴位。由于项部、胸肋部的特殊结构，所以此处一般是慎用点压按揉法的。

点压法和按揉法都是不在刮痧的部位做长距离的移动，只是在穴位上施加力量，点压法是上下一起一伏，仿佛儿童玩具——小鸡啄米里的啄米的小鸡；按揉法是前后左右往复旋转。不同的是一个力量垂直向下，一个力量向四周，而且二者的着力面积大小也不同。按揉法相对点法的着力面积要大。所以，虽然使用同样的力度，受力面积

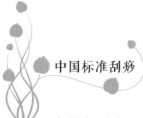
小的点压法可能使力量更集中于一点，而按揉法由于面积大就将力量向周围分散了。

3. 拍打法

拍打法又称击打法、叩击法，握住刮痧板一端，利用腕力或肘部关节的活动，使刮痧板另一端平面在体表上进行有规律的击打，速度均匀，力度和缓。此法宜用于前臂、腘窝等部位（参照图37）。

4. 弹拨法

弹拨法是四肢刮痧时经常用的一种刮拭手法，以治疗骨关节、韧带等处的疼痛。用刮痧板的边角在人体肌腱、经筋附着处或特定的穴位处，利用腕力进行有规律的点压、按揉，并迅速向外弹拨，状如弹拨琴弦，故名弹拨法。操作时手法轻柔，力量适中，速度较快，每个部位宜弹拨 3 ~ 5 次（参照图36）。

5. 逆刮法

逆刮法也是众多刮痧手法中的一种特殊手法，其最大的特点就是刮拭方向与常规的刮拭方向相反，不是从近心端向远心端方向刮拭，而是从远心端开始向近心端方向刮拭。此法宜用于下肢静脉曲张、下肢浮肿患者或按常规方向刮痧效果不理想的部位（参照图24）。

中　篇

刮痧治病
20 种常见疾病的刮痧疗法

炎热的夏天使人感觉像在蒸笼里生活，好不容易下了一场大雨，在大家感受难得的丝丝凉意的时候，小张却抱着纸巾擦鼻涕，原来，突然的冷空气袭击导致小张感冒了。

天晴了，小张持续了几天的感冒也慢慢见好，同事小孙却开始头痛、咳嗽了。大家都开玩笑说是小张"传染"的。玩笑归玩笑，小孙感冒症状比小张轻，但总是胃口不好，有时候还恶心或者闹肚子。

大家分析后认为，小孙前天晚上和朋友聚会吃的大排档，可能有点不干净，再加上天气的变化，难怪症状和小张不一样。一波未平一波又起，高高壮壮的小高也来凑热闹——感冒了。

大家这下就想不通了，天气这么热，小高向来以"身体壮"出名，哪里有感冒发生的条件啊？但和前面得病的两位同事相比较，症状有的相似，有的不同，小高感觉头昏、身体重、四肢酸痛，也有点恶心、呕吐。小高告诉大家他最近没干什么，就是昨天晚上天热和朋友喝啤酒，要的冰镇的，回家后就开着空调睡了，早晨一起来就出现了这些症状。听了小高的描述后，大家把他得病的原因归结为贪凉、吹空调太久。但是面对办公室出现的这三种感冒，大家百思不得其解，一个普通的感冒还有这么多花样？于是向我们咨询，经讲解后大家明白了三个人虽然都是感冒，但却是三种不同类型的感冒，因此治疗也应该有所差异。

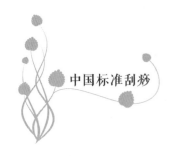

风寒感冒

　　自我诊断：当感觉鼻子不通气、流鼻涕，还时不时地打个喷嚏、咳嗽几声，并且觉得头痛、怕风、怕冷、全身不舒服的话，用体温计测一下自己的体温，如果温度计显示高于37.5℃，就可以肯定自己感冒了。

　　以口腔温度为例，发热程度可划分为：

　　（1）低热：37.3℃～38℃

　　（2）中等热：38.1℃～39℃

　　（3）高热：39.1℃～41℃

　　（4）超高热：41℃以上

　　现代医学将感冒主要分为普通感冒和流行性感冒两种类型，根据病史、流行情况、鼻咽部发炎情况时临床症状和体征等作出临床诊断。

　　传统中医理论认为，感冒的病因主要是以感受风邪、寒邪为主，也就是我们常说的"受风""伤风"，冬春两季最为多见，中药以及外用针刺、拔罐和刮痧等对防治感冒有立竿见影的作用。

刮痧治疗风寒感冒的基本方法

　　刮痧治疗感冒有比较好的疗效，治疗时首先在家中找一个通气较好的房间，但不要迎风，要远离风口。拿出刮痧板和刮痧油，充分暴露要刮拭的部位——头颈部、背部的足太阳膀胱经循行区域、上肢的手阳明大肠经和手太阴肺经循行区域。头颈部和上肢的刮痧可以自己完成，但是背部的刮痧就必须求助于家人了。

然后，将刮痧部位用毛巾擦净，如果条件允许的话，可用75%乙醇（酒精）棉球对刮痧局部、刮痧器具及刮痧者的手指进行消毒。将适量刮痧油涂抹到刮痧部位的皮肤上，用刮痧板边缘轻轻将其均匀涂抹，用刮痧板快速摩擦要刮拭的部位，可消除刮拭部位肌肉的紧张，以局部皮肤有热感为度。

1. 刮头部（参照图46）

首先刮拭头部两侧，从头侧部的太阳穴、头维穴，由前向后刮拭，刮至耳垂后的发际处，如果找不准穴位的话，可以将刮拭路线理解为围绕耳郭后的发际划一问号，力度要均匀和缓，每侧各刮10 ~ 20次即可；然后刮拭头部的正中部位（参照图47、48），以头顶部的百会穴为中心向前和向后刮拭，即从百会穴至前额，百会穴至项后，一般前后各刮10 ~ 20次；最后用刮痧板的边角点压按揉太阳、风池穴（参照图50、52），刮拭此两穴能够祛风解表、清头利目，能够有效缓解头痛、眩晕、发热、鼻塞等症状。

2. 刮颈部（参照图53、54）

感冒时主要刮拭颈部正中的督脉和两侧的足太阳膀胱经在颈部的循行区域。首先刮颈部正中部位，采用直线边刮法，手法要轻，下

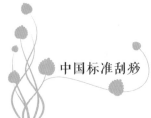

压的力量要小些，移动速度要慢点，沿着颈椎从后颈部的风府穴上面开始，一直刮到大椎穴下。若颈部肌肉比较薄弱，颈椎棘突凸起比较明显，还可用刮板棱角自上而下点压按揉椎间隙（参照图 66），每个椎间隙按压 10 秒左右即可。其次刮拭颈椎两侧的足太阳膀胱经，这个部位的刮拭力度可以重一些，从后发际上的玉枕、天柱沿颈椎双侧分别由上向下刮到大抒、风门，每侧刮 20 ~ 30 次即可，手法由轻逐渐加重，最后 3 ~ 5 次减轻。

3. 刮背部（参照图 67）

主要刮拭脊椎两侧的足太阳膀胱经和背部夹脊穴一带。用角刮法刮拭背部脊椎正中旁开 1 ~ 2 指的区域，从上往下刮拭，不能来回蛮刮，每侧刮拭 20 ~ 30 次即可。重点刮拭第 3 胸椎下的肺俞穴，可以用刮痧板的边角点压按揉 3 ~ 5 秒，以宣肺解表，缓解症状。

4. 刮上肢（参照图 78、79）

主要刮拭前臂外侧手阳明大肠经和前臂内侧的手太阴肺经循行区域，从曲池穴刮至合谷穴，从肘横纹下的尺泽向下经过孔最穴刮至腕横纹上的列缺穴，每部位刮拭 10 ~ 20 次即可。曲池、合谷穴要重点刮拭（参照图 80、83），可以用点压法、按揉法，以刮至皮肤微红发紫为度。

刮痧加减法

若在感冒初期，尤其是突然受风寒后，全身发紧，怕冷，体温不是太高，无汗，鼻流清涕，打喷嚏，口不渴，辨证基本上属于风寒证时就可以让家人帮忙，取俯卧位，沿着头后部、肩上及背部刮拭。这是因为头后部、后背部以及肩膀的部位有督脉、足太阳膀胱经、手太阳小肠经等经脉通过，是一身阳气聚集之地。如果外邪侵袭，首当其冲要侵犯这些部位。因此，刮拭这些部位，可振奋人体阳气、驱邪外出。常常通过一次刮痧就能把风寒之邪驱除体外了，使患者免受一周的感冒之苦。如果这时患者还是有全身酸痛、脖子僵硬的感觉，还可以加刮下肢的足三里和阳陵泉穴位。

若因没有及早采取手段，风寒之邪入里化热，感冒一两天后会发热、出汗、鼻塞、口干、咽痛、咳吐黄痰等。这时需要重点刮拭大椎、曲池、合谷、外关穴。

若伴有恶心、胃口差、反胃、胸口憋闷，还可以刮前胸部膻中穴、上腹部足太阴脾经和足阳明胃经循行区域。

若咳嗽、有痰、喘气不通畅的话，要着重刮上肢内侧手太阴肺经循行的部位，重点刮拭列缺、尺泽穴。

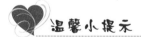 温馨小提示

如果症状较轻，每天刮1次即可；如果症状较重的话，可以每天刮2～3次，若刮痧后出痧较多，痧未褪去，不宜在出痧部位再次刮拭。若发热、无汗，在刮拭之前，要先服一杯热水或热茶，然后再进行刮痧，或者刮痧后喝点温开水或粥，这样可以帮助你发汗解表，祛风散寒，增强刮痧治疗效果。感冒后要注意防寒保暖，避免过度疲劳，以免症状加重。

对于容易感冒的患者，在加强体育锻炼的同时，通过刮痧可以增强体质，调节免疫功能，提高抵抗疾病的能力，预防感冒。

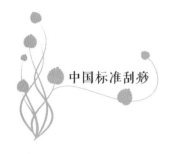

暑湿感冒

与冬春寒冷季节风寒感冒对应，夏季"热感冒"十分多见。为了抵御炎炎夏日之酷热，人们常常大量饮凉水、吃冰淇淋，或汗出后立即冲凉，或长时间待在空调房间，或是在夜晚露天睡觉等，这些原因都会引发感冒，也就是老百姓常说的"热伤风"。

自我诊断：当感觉发热、头昏、头痛或伴肢体沉重感，无汗、怕冷、肢体酸痛或伴有消化道症状，如恶心、呕吐、腹泻、厌凉茶冷水等表现时，可能已经患上"热感冒"了。

暑天感冒最大的特点是在发热、头痛症状缓解后，头昏、周身酸痛不适、食欲不佳等症状还会维持数天，这是因为夏季感冒为暑湿所致。中医认为湿邪黏滞，不易祛除。刮痧可通经络、理气血、调阴阳，鼓动人体阳气以祛除湿邪，对内伤湿滞等症，都能迅速治疗。

暑湿感冒的刮痧治疗部位主要为头部、颈项部、胸部、上肢等部位，这些部位自己就可以直接刮拭，足以显示刮痧疗法的简便安全性。操作时，用右手食指、中指和无名指握住刮痧板，涂上刮痧油后，在相应刮拭部位自上而下地刮。

1. 刮头部

头脑昏胀是暑湿最常见的症状，首选刮拭眉心处的印堂穴区以清热明神，刮痧时手法要轻，用刮痧板的厚面沿着两眉间由上往下刮拭，刮至潮红色即可。然后用刮痧板的

刮痧重点

◎头部：经外奇穴——太阳、印堂；足少阳胆经——风池

◎颈项部：督脉——大椎；任脉——天突

◎胸部：任脉——膻中

边角点压、按揉眉梢后的太阳穴和耳垂后的风池穴，每穴点压按揉 20 ~ 30 次即可（参照图 50、52），也可用刮痧板的边角短距离直线刮拭。头部刮痧不可强求出痧。

2. 刮颈部

颈部前侧刮痧时，可以坐在有靠背的椅子上进行刮拭，保持头部相对稳定，主要刮拭项部正中的部位，从廉泉穴（喉结位置）一直刮到天突穴，刮拭 10~20 次即可出痧。

然后取低头位，刮拭后脖子处正中的大椎穴，可以用刮痧板的边角短距离直线刮拭 10 ~ 20 次即可。脖子前面为食管、气管的行经之处，后面为骨质比较突起的地方，因此颈项部的刮拭手法一定要轻，以能够接受为度，切不可蛮力重刮。

如果刮痧的力度掌握的不是太好，为安全起见，头面部的印堂穴、颈部天突穴处可用手代替刮痧板直接进行揪扯，揪痧时五指屈曲，用食指、中指的第二指节或食指、大拇指夹持刮拭部位，把皮肤与肌肉揪起，迅速用力向外滑动再松开，一揪一放，直到皮肤出现紫红色或痧点为度（图 39）。

3. 刮胸部（参照图 68）

主要从上往下刮拭正中任脉循行区域，从胸骨上窝处的天突穴经过膻中穴刮至胸骨柄下，先轻后重，直至皮肤出现潮红色、皮下出血斑点即可，一般刮拭 10 ~ 20 次即可。

如果发热比较严重，还需要刮背部大椎穴及以下脊柱双侧心、肺、膈俞等穴，以及上肢部的曲池、合谷等穴。若能根据情况，配合服用藿香正气水，以解表化湿、理气和中，会取得更好的治疗效果。

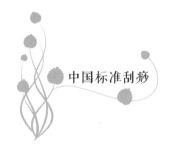

胃肠型感冒

有些患者，除了出现上述普通感冒的症状之外，还可能出现恶心、呕吐、腹胀、腹痛、腹泻等症状，这时候，我们可能会以为得了胃肠炎，随便吃几片抗生素就可以了。其实，也许是患上了胃肠型感冒。

那么，应该如何鉴别胃肠型感冒与胃肠炎呢？很简单，尽管二者

刮痧重点

◎头部：经外奇穴——太阳；足少阳胆经——风池；督脉——风府
◎项背部：督脉——大椎；足太阳膀胱经——肺俞
◎下肢：足阳明胃经——足三里、下巨虚

有相似的症状，但胃肠型感冒侧重感冒症状，而胃肠炎侧重肠胃症状。胃肠型感冒患者发热、头痛、咳嗽等症状相对一般感冒比较轻，而比一般感冒添加了胃口差、上腹不适、恶心、腹痛、腹泻、水样便等表现；胃肠炎是消化道受到刺激发炎后产生的胃肠功能失常的症状，常有发热、呕吐、腹泻、腹痛，多由于暴饮暴食、过食生冷、饮食不洁或食用不易消化的食物引起。因此我们可以根据得病的原因和其主要症状自己来进行初步的鉴别，并采用相应的刮痧和药物进行治疗。

刮痧疗法对胃肠型感冒有非常好的疗效。早在古代，当人们暑伏季节走进大山深处感寒或者夏季饮用河水后突然出现发热、头痛、恶心、呕吐、腹痛等症后（中医称之为"痧气""痧胀"），随即取苎麻、棉线、贝片、铜钱、汤匙或瓷片在身体上刮拭，症状立即消失。上述病症可能就是我们现在所说的胃肠型感冒。今天我们可以用专业的刮痧板和刮痧油来进行刮痧治疗，疗效会更加明显。胃肠型感冒的刮拭部位主要有头部、背部和下肢部。

1. 刮头部（参照图46）

先取坐位，首先刮拭头部两侧，从太阳穴、头维穴，由上向下经过风池穴刮至天柱穴，手法均匀和缓，每侧各刮10～20次，重手法刮拭风池穴。

2. 刮背部（参照图65、67）

刮拭脊背部，重点刮拭脊柱正中的大椎穴和两侧的肺俞等穴，可用点压、按揉法，也可以用刮痧板从上往下刮拭，各部位刮拭20～30次。也可以按照上述普通型感冒的头背部刮拭方法进行刮拭。

3. 刮下肢（参照图84）

最后刮拭下肢，主要刮拭小腿前外侧的循行区域，由膝关节下的足三里向下经过上巨虚刮至丰隆穴，基本上是沿着小腿胫骨外侧1指的位置从上往下刮拭，此外的刮拭力度可以大一些，左右两腿各刮20～30次即可。

发　热

人体的免疫系统就像古代士兵穿在身上的盔甲一样，可以保护我们免受各种疾病的侵害。感冒的主症——发热，是人体对致病原入侵的反应，就像为人体拉响了警报一样，提醒并帮助我们抵抗细菌、病毒等致病微生物的侵犯，是一种免疫调节机制，因此适度的发热对人体是有益的。

发热时，患者常常表现为面色潮红、皮肤灼热、汗多、呼吸及脉搏增快等症状。如果发热过高，而没有及时诊治，人体的脑、肝、肾等重要器官就会受到损伤，因此必须及时采取措施来降温。除了服

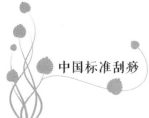

用常规的退热药物、多饮水、多休息等外，还可以运用中医传统的刮痧疗法来辅助降温。

　　刮痧常用的器具是由具有清热解毒作用的水牛角制成，通过在人体表面特定穴位、经络进行反复刮拭，造成皮肤表面出现瘀斑、出血点（所谓的出痧）。刮痧局部所出的瘀血，对人体是一个持续的良性刺激，可以调整神经、内分泌的功能，增强机体的免疫力。

　　刮痧退热的具体的操作方法可以总结为"1234"原则。"1"指的是头部，"2"指的是颈背部的督脉和足太阳膀胱经，"3"指的是颈侧、肩上部和肩胛骨的区域，"4"指的是四肢部。

1. 刮头部（参照图 46）

　　头部刮痧可用刮痧梳，也可用水牛角刮痧板，从前向后先刮拭头的左右两侧，每侧刮拭 20 ~ 30 次即可；然后从头顶部正中的百会穴向前额方向刮拭（参照图 47），再由百会向颈部方向刮拭，每方向刮拭 10 ~ 20 次即可；或者像梳头似的从前向后刮拭（参照图 48），头

刮痧重点

◎头部：督脉——百会、风府
◎颈背部：督脉——大椎，足太阳膀胱经——肺俞
◎颈肩部：足少阳胆经——风池、肩井
◎四肢：肘窝、腘窝

部刮痧不用涂抹刮痧油或刮痧乳，并且不强求出痧，使头部放松，有舒适的感觉即可。要重点刮拭头顶部正中的百会穴（参照图 51）和后发际正中上的风府穴，用刮痧板的角短距离直线刮拭 3 ~ 5 秒即可，以清热散风。

2. 刮颈背部（参照图 53）

　　首先，刮颈部正中部位，采用直线边刮法，手法要轻，移动速度要慢，

从发际向下刮拭颈背部正中督脉循行区域，刮拭 10 ~ 20 次即可。也可用刮痧板的边角，由上向下依次点压按揉每一个椎间隙 3 ~ 5 次即可。其次，刮拭脊椎两侧的足太阳膀胱经循行区域（参照图 54），用刮痧板的边角刮拭背部脊椎正中旁开 2 ~ 4 指的区域，从上往下刮拭，每侧刮拭 20 ~ 30 次即可。

刮背部脊柱两侧，对退热有很好的效果。这是由于脊柱正中的督脉和两侧的足太阳膀胱经，特别是足太阳膀胱经，分布着与脏腑相对应的"背俞穴"。刮痧的时候，正是通过这些方式刺激人体体表来调节人体作用，并通过"痧"的形式，达到疏通经络，驱邪除热，提高人体抵抗力的功能。因此，在刮完后还要着重按压相关的"背俞穴"，不仅可以祛热，还可以通过这些穴位来调整人体的整体功能，一举两得。刮完后，也可以配合拔罐疗法来增加疗效。

3. 刮颈肩部

刮拭颈肩部时患者要低头向前倾。首先刮拭颈部足太阳膀胱经的循行区域，从发际处的天柱穴向下刮拭，每侧轻刮 10 ~ 20 次即可。然后采用弧线刮法刮拭左右两侧颈肩上部（参照图 55），即两侧斜方肌，主要为足少阳胆经的循行区域，分别从耳后的风池穴刮至肩上部正中的肩井穴并延长至肩头，每一部位刮拭 20 ~ 30 次为宜。最后用直线轻刮法，由内向外刮拭肩胛冈上下，主要为手太阳小肠经的循行区域，每部位刮拭 10 ~ 20 次即可。

4. 刮四肢

刮四肢的时候选肘窝和腘窝等部位，因为这些区域有较多的血管，有助于散热。刮的时候从上往下来刮。

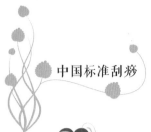

温馨小提示

　　刮痧退热，一般都应采用泻法，即操作时用快刮、重刮的方式，促进痧象尽快出现，以清热驱邪。尤其对感冒、中暑等引起的发热效果较好。由于很多疾病都会出现发热的症状，如果是反复、长期发热的话，应该引起重视，最好去医院就诊，以排除一些恶性、严重疾病的可能性，找到发热的根本原因，针对病因进行治疗，就像我们常说的"斩草要除根"一样，才能取得更好的治疗。

感冒保健常识

　　感冒主要在于预防，下面有几招预防妙法，可以帮助大家远离感冒：

　　（1）要注意保暖，尤其注意头部和呼吸系统的保暖；保持室内空气清新，也可定期采用食醋熏蒸、紫外线或者点卫生香等措施给室内空气进行消毒；加强锻炼，避免过度劳累，保证充足的睡眠，减少心理压力，提高机体抵御疾病的能力。

　　（2）流感时节，尽量多吃一些富含维生素 A 的食物，如蛋类、肝、番茄、胡萝卜、红薯、香蕉、橘子等，可以维持呼吸道的正常功能；少吃辛辣、烧烤类刺激性食品。不要自行使用抗病毒药物，可以吃些板蓝根、大青叶等中药，起到预防的作用。白开水是最好的抗感冒药，多喝水对缓解感冒症状很重要，如在烧水时加点红糖、姜丝，效果会更好。

（3）在感到自己已经受寒着凉、嗓子有点发痒或有点咳嗽和打喷嚏时，如果没有自我刮痧的条件，你可以马上用双手反复搓耳朵，用大拇指背上下搓鼻子，晚上热水洗脚后搓脚心，直到搓得浑身发热身上似有微微汗出或嗓子不再发痒和不再咳嗽为止。实践证明，这招能够将感冒扼杀在初期阶段。

刮痧知识："痧"的概念和痧象的判断

1."痧"的概念

在这里提醒大家，痧虽然通俗地讲是被"刮"出来的，但并不是每次刮痧都要出痧，而且除了小儿外，成年人和老年人以及一些不易出痧的患者也不能每次刮痧都强行要求出痧。一般刮至皮肤出现潮红、紫红色等颜色变化，或出现粟粒状、丘疹样斑点，或片状、条索状斑块等形态变化，并伴有局部热感或轻微疼痛即可（参照图43）。

那么"痧"到底是什么呢？其实就是像刚才所讲的皮肤上出现的一系列变化，我们称之为"痧象"。它主要表现在颜色与形态上的变化。常见的痧象包括体表出现局部组织潮红、紫红或紫黑色瘀斑、小点状紫红疹子等，与此同时，还伴有不同程度的热感或痛感。有些朋友担心"出痧"会损害皮肤，"出痧"的皮肤红红的，看上去有点儿可怕。其实不管多么红，都不必担心，因为这对皮肤是没有损害的。

一般情况下，皮肤上的"痧"会在 3 ~ 5 天内逐渐消退，迟一些也不会超过 1 周就会恢复正常，不仅不会损害皮肤，而且由于这种方法活血化瘀，加强了局部的血液循环，会使皮肤变得比原来还要健

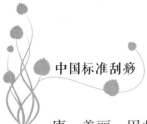

康、美丽，因此不少美容中心将刮痧运用到面部美容中去，以水牛角配合精油，按照皮肤经络的纹理进行刮痧，美白护肤的效果非常显著，还有助于防止肌肤老化、消除黑眼圈等。

2.痧象的判断

我们根据痧象，即痧疹出现的部位不同与痧疹本身的形态不同，对疾病的诊断、治疗、病程、预后判断上有一定的临床指导意义。四肢内侧和胸腹部的出痧多为点状、鲜红色，背腰部的出痧多为暗红色、大片状，下肢后侧多为紫黑色包块、串珠或条索状。一般痧色鲜红，呈点状，多为表症，病程短，病情轻，刮痧取效快；痧色暗红，呈斑片状或瘀块，多为里症，病程长，病情重，刮痧取效慢。随着刮痧的治疗，痧象的颜色由暗变红、由斑块变成散点，说明病情在好转，治疗是有效的。对于无病者或属减肥、美容及保健刮痧者，多无明显痧象。

科学家发现，25℃的环境最适宜人类生活。在这个温度下，身体内的毛细血管舒张平衡，感觉非常舒适。在夏季，人体最适宜的温度比25℃稍高，是26℃～28℃。当气温开始上升，直到超过35℃后，人体开始发热、情绪产生波动，这个时候就需要采取一些措施，调节体温。

除了温度，湿度也很重要，当湿度大于95％时，体表排汗受阻，散热不佳，感觉皮肤潮湿黏糊，人体感觉非常闷热，同时呼吸困难，有时不得不张嘴喘气，心情也开始变得烦闷。当然湿度太低也不好，过于干燥的环境容易引起皮肤脱皮。最适宜人类生活的湿度是45％～65％。

由于某些原因，常会有人在炎热的烈日下劳动，或在闷热不通风的室内工作，这就会使机体处在一个高温、低湿度或者高湿度的环境中，从而影响身体正常的生理功能。中暑就会很容易在这个恶劣环境下出生。当出现头晕、眼花、恶心、呕吐、胸闷、乏力、发热、不出汗或腹痛、腹泻等症状时，要提高警惕了，可能已经"中暑"了。

中暑是指在高温环境下人体体温调节功能紊乱而引起的中枢神经系统和循环系统障碍为主要表现的急性疾病。除了高温、烈日暴晒外，工作强度过大、时间过长、睡眠不足、过度疲劳等均为常见的诱

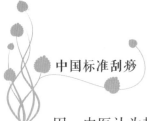

因。中医认为热能耗气，这不难理解，我们在高温环境或者暑天经常感觉气短乏力就是一个很好的例子，元气亏虚，暑热之邪气乘虚而入以致发病。

过去中暑常见于接触高温的劳动者，如建筑工人、交警等，现在随着温室效应的出现，夏季的气温逐渐升高，中暑变得越来越常见。中暑有缓发和暴发两种：①缓发中暑是因暑湿热不扬、汗出不畅，以致头晕、头痛、胸闷不适，可伴有心悸、恶心、呕吐、疲软、全身痛、视物模糊、口渴、皮肤干燥、不思饮食，重者四肢肌张力加大，甚至肌痉挛；可渐好转，亦可加重。发病时间为 2 ~ 3 天内。②而暴发中暑则表现为强烈的头痛、头晕，为暑热症，同时可见面赤、出汗、恶寒、皮肤干燥、烦闷不安、恶心、呕吐、舌红苔黄、脉搏洪数，甚至心肺功能障碍、谵妄、昏倒、意识不清、体温高或更高（40℃ ~ 41℃）等。发病时间多为半天内（4 小时）。

刮痧治疗中暑的基本方法

中暑在古代的称谓是"发痧"，其治疗方法首选刮痧疗法。在现代，刮痧疗法治疗中暑同样有着立竿见影的功效：一是刮痧器具简单；二是刮痧手法操作简单；三是刮痧能够在较短的时间内疏经活络、活血化瘀，促进全身的气血流畅使血液回流加快，改善微循环，并能通过刮拭皮肤促进发汗解表、排毒解毒，使体内的热瘀浊毒排出体外，使血液和淋巴液的循环增强，促进全身新陈代谢，调节机体温度。如果症状较轻的话，可以在家人帮助下自行治疗。

1.刮颈背部（参照图 65、67）

取俯卧位，由颈部开始向后背刮，主要刮拭颈背部脊柱正中督脉循行区域和脊柱两侧足太阳膀胱经循行区域，刮拭区域主要在脊柱左右两侧旁开四指的范围内，用力要由轻到重，注意刮拭面积要大，并尽可能拉长，由肺俞直到脾俞、胃俞，痧色变得深暗时为止。然后仰卧，用刮痧板的角由上往下短距离直线轻刮膻中穴 10 ～ 20 次，刮拭长度在 5cm 左右即可。

刮痧重点

◎颈背部：督脉——大椎；经外奇穴——夹脊；足太阳膀胱经——肺俞、脾俞
◎胸部：任脉——膻中
◎上肢：手阳明大肠经——曲池；手厥阴心包经——曲泽
◎下肢：足太阳膀胱经——委中

2.刮上肢（参照图 78、79、80）

之后刮拭上肢部，用直线刮法，刮拭上肢前外侧的手阳明大肠经循行区域，在肘横纹外侧的曲池穴位处要稍加力重刮，也可用刮板棱角点压按揉 3 ～ 5 秒；然后刮拭上肢内侧的手厥阴心包经循行区域，用刮板棱角在肘横纹内侧的曲泽穴位处点压按揉 3 ～ 5 秒，每部位刮拭 10 ～ 20 次即可。

3.刮下肢（参照图 89）

最后用直线刮法刮拭下肢后侧的足太阳膀胱经的委中穴区，用刮痧板的厚角在腘窝处由上往下刮拭，每侧各刮 20 ～ 30 次，也可加用刮痧板的平面拍打腘窝处。如果晕厥，可用刮痧板点按或以手代板点压水沟、中冲、涌泉、足三里等穴位。

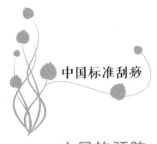
中暑的预防

中暑是完全可以预防的，只要我们能做到尽量不要在高温、高湿、不通风或强烈日光暴晒的环境下工作，并及时补充水和电解质，如最常见的绿豆汤、酸梅汤，就可以大大减少发病的可能性。

如果突然碰到有人中暑，而我们又没有刮痧工具的话，可以先用扯痧法、挤痧法代替，即将食、中指弯曲成钳状，沾上水，挟住颈部两旁皮肤，从上至下反复做迅速挟起、放下动作，直至两旁各出现一条紫红色条纹为止。刮痧治疗中暑越早效果越明显，恢复起来也更快。刮完后，可以喝一些糖盐水或吃些西瓜等防暑降温的食品，严重者也可配合服用藿香正气水。

刮痧知识：刮痧后的注意事项

（1）刮痧治疗时，尽量穿宽松的、纯棉质的衣服，这样不仅便于刮痧的操作，并且纯棉质的服装舒适，不易引起不适反应，尽量不要穿涤纶等化纤类的衣物。

（2）刮痧后应用干净纸巾、毛巾或消毒棉球将刮拭部位的刮痧介质擦拭干净，最好饮用一杯温开水或淡糖盐水，休息10～20分钟。

（3）刮痧后千万注意避免吹风受凉，出痧后30分钟以内忌洗凉水澡，忌食生冷瓜果和油腻食品。

（4）刮痧过程中产生的酸、麻、胀、痛、沉重等感觉，均属正常反应。刮痧后皮肤出现潮红、紫红色等颜色变化，或出现粟粒状、丘疹样斑点，或片状、条索状斑块等形态变化，并伴有局部热感或轻微疼痛，都是刮痧的正常反应，数天后即可自行消失，一般不需进行特殊处理。

（5）刮痧后，感觉效果不明显或病情仍在加重时，应及时送医院诊治。

三、慢性支气管炎——咳嗽、哮喘的刮痧

随着环境的污染，咳嗽、哮喘等呼吸系统疾病的发病越来越多，慢性支气管发炎便是产生这些症状的最常见原因之一。慢性支气管炎是由于感染或非感染因素引起气管、支气管黏膜及其周围组织的慢性非特异性炎症。

咳嗽、咳痰或气喘等症状连续出现两年以上，每次持续三个月以上即可诊断患有慢性支气管炎。早期咳嗽、咳痰或气喘等症状不是很明显，经常在冬季发作，到了春暖花开的时候常有所缓解。如果病久未治，炎症会逐渐加重，大都合并有肺气肿或支气管扩张，到那时不仅会感觉胸闷，喘气困难，还会经常咳嗽痰多，痰如白色泡沫或黏稠如胶，不易咳出。

打个比方，慢性气管炎患者的肺就像一个巨大的"痰盂"一样，肮脏不堪，多种细菌滋生其中，患者常会因此感染，并出现发热及类似缺氧的症状，影响工作生活，因此我们应该对该病的防治给予足够的重视。近几年来，气候变化较为反常，出现暖冬寒春，这种季节气候的改变，对患有上呼吸道疾病特别是咳嗽、哮喘的人群是非常不利的。

中医认为该病多因宿痰内伏于肺，复加外感、饮食、情志、劳欲、久病等因素，以致痰阻气道、肺气上逆而致咳嗽、哮喘。该病的产生与肺、脾、肾三脏的功能失调密切相关，因此在治疗的时候要着重调整这三个脏器的功能。

刮痧治疗咳嗽、哮喘的基本方法

刮痧能够有效地缓解咳嗽、哮喘的发作。通过刮拭相应经脉的穴位，调节脏腑功能，可达到内病外治的效果。例如"肺主皮毛"，通过刮拭人体体表会促使肺功能进行良性的自主调节，从而缓解支气管平滑肌痉挛状态；刮拭背部脏腑的背俞穴的脾俞、肾俞穴可以调节脾、肾脏的功能。

> **刮痧重点**
>
> ◎ 颈背部：足太阳膀胱经——肺俞、膏肓；经外奇穴——定喘
> ◎ 胸部：任脉——天突、膻中
> ◎ 上肢：手太阴肺经——尺泽、太渊

刮痧治疗咳嗽、哮喘等症状时主要刮拭部位为颈背部、胸部和上肢部位。

1. 刮颈背部（参照图67）

主要刮拭颈背部足太阳膀胱经的循行区域，从上向下用直线刮法刮背部脊椎左右两侧各旁开 2 ～ 4 指的范围，每侧刮拭 20 ～ 30 次即可，重点刮拭肺俞穴、膏肓穴，亦可用点压法、按揉法。然后刮拭经外奇穴定喘穴区，在第 7 颈椎最高点旁开 0.5 寸的位置，用刮痧板的角点压按揉 3 ～ 5 秒，以宣肺定喘。

2. 刮胸部（参照图68、69）

胸部是刮痧治疗咳嗽、哮喘的必刮部位，分胸部正中和两侧刮拭。首先刮拭胸部正中任脉的循行区域，从"嗓子眼"的位置（天突穴）刮到两乳头间的区域（膻中穴），在天突、膻中穴处要重点刮拭，也可点压按揉；然后刮拭胸部两侧肋间隙区域，沿着肋间隙的弧度由内

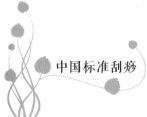
向外刮拭，从上依次向下刮拭每一肋间隙，各刮拭 10 ~ 20 次即可，注意乳头部位要避开，不可刮拭。

3. 刮上肢

用直线刮法刮拭前臂手太阴肺经循行区域，从肘横纹外侧的尺泽穴刮至腕横纹处拇指侧的太渊穴，每侧刮拭 10 ~ 20 次即可。尺泽、太渊两穴能肃理肺气，止咳化痰，刮完手太阴肺经之后可以点压、按揉尺泽和太渊穴各 3 ~ 5 次。

刮痧加减

如果病久反复发作，可以加刮下肢三阴交穴区和足三里穴区，各刮拭 10 ~ 20 次。

如果伴有不想吃饭、饭后肚子胀、大便较稀，可重点刮拭背部足太阳膀胱经脾俞至胃俞、下肢足阳明胃经足三里至丰隆的区域。

如果还伴有腰酸腿痛，夜尿较多等症状，要加刮肚脐下任脉气海至关元、中极的区域。

如伴有口咽干，手足心发热，晚间出汗，要加刮下肢足少阴肾经太溪和足太阴脾经三阴交等穴区。

如果痰特别多，要加刮下肢足阳明胃经丰隆和足太阴脾经阴陵泉、三阴交等穴区。

人们常说"冬练三九，夏练三伏"，对于本病，这两个时节进行刮痧或贴敷也十分关键，可以在发病前预防，效果最为明显，一般选择在天突穴、膻中穴、定喘及肺俞穴配合应用穴位贴敷，可以起到帮助提高机体阳气，祛除体内寒气，增强身体抵抗力，以防止咳喘发作的目的。

大凡上呼吸道感染、支气管扩张、肺炎等以咳嗽、哮喘为主症者，均可参考上述刮痧方法治疗。

慢性支气管炎的预防

1. 自我调节，均衡饮食，加强锻炼

咳嗽、哮喘等症状的缓解与自我调理有很直接的关系，应树立坚强意志，保持情绪乐观稳定，尽量使全身肌肉处于放松状态，并加强自我保健意识。

平素饮食宜清淡，忌辛辣荤腥。应戒烟，因为吸烟会引起呼吸道分泌物增加、反射性支气管痉挛、排痰困难等，有利于病毒、细菌的生长繁殖，使慢性支气管炎进一步恶化。

坚持适当的体育锻炼，如太极拳、五禽戏、散步及慢跑等，以提高机体的免疫力和心、肺的贮备能力。因为在锻炼时全身都处于放松状态，小支气管痉挛亦随之缓解，咳嗽、哮喘症状也会得到改善。

多做腹式呼吸，并尽可能深呼吸，以改善肺部的换气功能与增强血液循环，使支气管平滑肌松弛，减轻支气管痉挛，从而缓解喘息症状。具体方法：吸气时尽量使腹部隆起，呼气时尽力呼出使腹部凹下。每天锻炼 2 ~ 3 次，每次 10 ~ 20 分钟。

2. 注意保暖，预防感冒，做好环境保护

预防慢性支气管炎，首先要预防感冒。在气候变冷和寒冷季节，

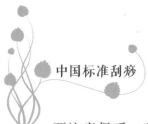

要注意保暖，避免受凉，因为寒冷一方面可降低支气管的防御功能，另一方面可反射地引起支气管平滑肌收缩、黏膜血液循环障碍和分泌物排出受阻而导致疾病发作。如果患者出现呼吸困难，嘴唇、指甲发紫，下肢浮肿，神志恍惚，嗜睡等症状时，要及时送医院治疗。

最后还要避免接触致敏物，家庭中的煤炉散发的煤气能诱发咳喘，厨房居室应注意通风或装置排油烟机，以保持室内空气新鲜。寄生虫、花粉、真菌等能引起支气管的特异性过敏反应，应保持室内外环境的清洁卫生，及时清除污物，消灭过敏源。

刮痧知识：角刮法

在学习和使用刮痧的过程中，很多人会觉得刮人体肌肉丰满的地方较骨关节处要容易操作，如上述提到的一些肩部、膝部、踝部等地方就不太好操作。

这主要是因为人体的体表结构不同而导致的，对于四肢关节、脊柱双侧经筋部位、骨突周围、肩关节前后部位和风池、内关、合谷、中府等穴位的刮痧，刮痧手法中有一种角刮法是特为它们设定的手法（参照图31）。

角刮法就是使用三角形刮痧板或使刮痧板的棱角接触皮肤，与体表成45°角，自上而下或由里向外刮拭。由于刮痧板与皮肤接触面积较少，刮拭手法要灵活，不可生硬，避免用力过猛而损伤皮肤。

过敏性鼻炎——鼻塞、流涕的刮痧

　　小罗是医院呼吸科和五官科的常客，他最大的烦恼就是困扰了他三年的过敏性鼻炎。三年来，他找了很多方法来解决自己的烦恼，但每次都是因为疗效不持久而断断续续。严重的时候连睡觉都睡不好，工作上不敢多接待使用化妆品的客户，把好多机会让给了他人，极大地影响了日常工作生活。看来过敏性鼻炎对小罗的影响不仅仅是表面烦恼那么简单。

　　在小罗做治疗的同时，他的妻子一直担心小罗的病能不能看好，说结婚三年了，因为经常吃药所以还没有要孩子，心里非常着急。

　　过敏性鼻炎是由于来自体外（物理、化学方面）或体内（内分泌、精神方面）的各种刺激作用于鼻腔黏膜而引发的一系列生化反应，使鼻黏膜处于致敏状态而发病。喷嚏、鼻痒、流涕和鼻堵是最常见的四大症状，喷嚏以清晨和睡醒时最严重。然而，出现这四大症状，并不一定就是患了过敏性鼻炎。如按感冒治疗无效，在第二年同时期又发作，需要进行相关的皮肤过敏原试验，才能确诊。随着时间推移，鼻黏膜对致敏原越来越敏感，换句话说，过敏表现逐年加重。

　　中医认为"体质决定疾病"，人体正气盛，就可以抗病而不发病，尤其是过敏性疾病。之所以发生过敏性鼻炎，是因为上述原因导致了人体的肺气、脾气乃至肾气虚，所以抵御致病原的能力降低，就发生了疾病。治疗重在扶助人体正气，改善人体状态，通过补益肺、脾、

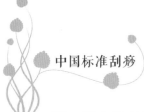

肾，使人体对致敏原不敏感。刮痧这种绿色疗法能够调节脏腑功能，提高免疫力，可以改善鼻黏膜致敏的状态，消除过敏表现。

刮痧治疗过敏性鼻炎的基本方法

过敏性鼻炎治疗的目的是预防、缓解症状以及减少过敏性鼻炎的发病时间，平时可以用以下的方法来预防过敏性鼻炎。

刮痧重点

◎面部：经外奇穴——印堂；任脉——承浆；手阳明大肠经——迎香；足阳明胃经——颊车

坚持每天用刮痧板刮拭面部一次，刮的时候先从额头眉心处的印堂穴开始，沿额头向两侧刮拭，刮到鬓角止。再从鼻梁根部的迎香穴起沿着上颌骨向两侧刮到耳朵眼前面的耳门穴。最后从鼻子下的人中穴和下巴上凹陷处的承浆穴，沿着下颌骨向颊车穴（上下牙咬紧时，在咬肌隆起高处）方向刮，刮至耳垂前即可，每一方向各刮拭 20 ~ 30 次即可。

刮完上述几个方向后，要着重按压印堂、迎香穴，以通气透窍止喷。这种方法不仅可以预防和治疗过敏性鼻炎，还可以促进面瘫康复，缓解三叉神经痛、牙痛等。长期坚持还可以促进面部的血液循环，使其得到充足的氧气和各种营养素的补充，让你的面色更加红润，皮肤更加细腻，减少皱纹和老年斑的形成，起到较好的美容效果。但是要切记，由于面部的皮肤较细嫩，刮面部时，力度一定要掌握好。每次刮到自我感觉面部稍稍发热，有点潮红即可，或根据自己的耐受程度来定。

此外还要刮拭相应部位的经脉腧穴，综合调理脏腑功能，以治病求本，如头部足少阳胆经的风池穴、上肢手太阴肺经的列缺穴、下肢足太阴脾经的三阴交，以有效排除体内毒素，补氧祛瘀，活化细胞，将血管内的瘀血、病变通过"痧"排出体外，达到综合调理的效果。

刮痧加减

如果处于发作期，或因感受风热之邪，鼻炎症状加重；或者平时流黄涕而黏稠，属于痰聚鼻窍的热症和实症时，可以使用重刮法刮拭背部大椎到神道、大杼到心俞三线，并且要把痧疹出透，而且还可以在印堂、迎香等穴位用重手法刮拭。

如果处于缓解期，这时以扶正为主，还需要刮拭背部足太阳膀胱经肺俞、脾俞，上肢部手阳明大肠经手三里、合谷、曲池穴，下肢部足少阴肾经太溪，固护肺、脾、肾之气，以扶正固本，治愈疾病。

过敏性鼻炎的预防

过敏性鼻炎通常是一个反复发作性疾病，最好的办法是预防，防患于未然，所以平时应该多锻炼身体，增强体质，防止感冒，减少鼻炎发作的概率。

如果过敏性鼻炎症状主要发生在户外，应尽可能限制户外活动，

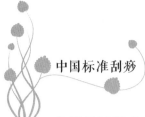

尤其是接触花草或者腐烂的树叶、柳絮等，外出时可以带口罩。如果过敏性鼻炎症状主要发生在室内，应注意生活细节，控制室内霉菌和霉变的发生，远离宠物，发病季节可在卧室使用空气过滤器，保持室内通风采光等。

发作时可以用两手食指压住鼻翼两侧并且上下来回搓揉，因为鼻子两侧的穴道可以立即改善鼻塞的状况。最好尽量少用滴鼻药水或喷鼻药水，尽管它们能缓解鼻塞、流鼻涕等症状，但长期使用后，有些人的症状会很快重新出现，并且还会加重，产生依赖。

刮痧知识：面部刮痧的注意事项

面部刮痧时，整体的方向是向外和朝上的，力度是较轻的。这主要是由面部皮肤、肌肉的纹理决定，并且面部皮肤下的肌肉、脂肪较少，如果受到较大力量的牵拉，不仅会造成出痧，多次刮痧之后还会造成面部皮肤的松弛，影响面部的美观。这些都是我们不希望看到的，但这可是以通过手法的选择来避免的。面部刮痧需涂抹刮痧乳，刮拭前额及两颧时，由中间向两侧刮。刮拭下颌部时，分别由内向外、向上刮，刮拭时间宜短、力量宜轻（面部刮痧手法具体见下篇养颜美容）。

高血压，是原发性高血压的简称，是以动脉血压升高，尤其舒张压持续升高为特点的全身性慢性血管疾病，是一种严重危害健康的常见病和多发病。血压若得不到及时有效的控制，心、脑、肾三个重要的生命器官就会受到牵涉，从而产生严重的并发症，如高血压性心脏病、冠心病、心力衰竭，高血压性脑出血、脑梗死，肾衰竭、尿毒症等。

如何自我诊断是否患有高血压呢？其实很简单，那就是自己买一台血压计，如果三次的测量结果收缩压都达到或超过18.7kPa（140mmHg），舒张压达到或超过12.0kPa（90mmHg）。具有二者之一时，就基本可以诊断为高血压了。如果还伴有时常头晕脑涨、耳鸣、眼花、心慌，或是颈部出现僵硬的感觉，这时就可以确诊了。

对于高血压来说，有效控制血压是防治并发症的最基本的要求，血压控制得好，就能实现"带病长寿"。

在治疗上，除应用各类降压药物以外，不妨采用中医的刮痧疗法自我辅助治疗，以减少服药量，刮痧有较好的降压效果以及缓解高血压引起的上述一系列症状的作用。

刮痧治疗高血压的基本方法

高血压患者经常会头痛、头晕等，刮痧治疗可以调节自主神经

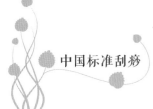

中国标准刮痧

系统和内分泌系统，适当地缓解血管长时间的收缩，减轻血液对血管的持久压力，从而缓解头痛、头晕等症。高血压的刮痧治疗，包括刮拭头部、颈项部、背腰部和上下肢的部位。

刮痧重点

◎头部：督脉——百会、风府、大椎；经外奇穴——印堂
◎颈项部：足少阳胆经——风池；足阳明胃经——人迎
◎背腰部：足太阳膀胱经——心俞、肝俞、肾俞
◎四肢：手阳明大肠经——曲池、手三里；足厥阴肝经——太冲

1. 刮头部（参照图 46）

首先刮拭头部两侧，操作者一手扶持患者头部右侧，保持头部相对稳定；另一手握持刮痧板刮拭头部左侧，从太阳穴附近开始，绕耳上，向耳后的乳突和风池穴方向刮拭，先轻刮，然后力量逐渐加重，以能够忍受为度，最后再逐渐减力轻刮，每一侧刮拭 10 ~ 20 次即可。如果不清楚穴位的定位，可以用刮痧板的厚面绕耳后划一个问号进行刮拭。然后刮拭头部正中，用刮痧板按揉眉心间的印堂穴，沿着额头向上刮到头顶，经过百会穴后向后下刮拭，刮至风府穴处。

2. 刮颈项部（参照图 53、54、55）

主要刮颈后正中、双侧及肩上头侧部风池，先用直线刮痧手法刮拭颈部后侧正中风府到大椎、陶道部位，即督脉循行区域；之后刮拭两侧的足太阳膀胱经循行区域，最后用弧线刮法刮拭颈部外侧到肩峰一带，即足少阳胆经循行区域，每条线刮拭 20 ~ 30 次即可。

值得一提的是，颈部喉结两侧的人迎穴部位（颈动脉搏动处，也是颈动脉压力感受器部位所在），是降血压的最有效穴位之一。当血压高的时候，头转向右侧，可轻轻按压或刮拭左侧的人迎穴，手法

要轻柔，不可用力过大，以防挤伤气管，并形成反射性呛咳、恶心、心率减慢和血压骤降，引起全身不适。

3. 刮背腰部（参照图65、67）

背部主要刮拭脊柱正中至左右两侧旁开2～4指的范围，即主要刮拭背部正中督脉和两侧足太阳膀胱经循行区域。先刮正中，从大椎穴起向下刮至腰部，可以分段刮拭；然后刮拭两侧的足太阳膀胱经，背部脊柱两侧尽可能地拉长刮拭，每侧刮拭20～30次即可。重点刮拭左右心俞、肝俞、肾俞穴以调节脏腑功能，也可用刮痧板的角点压按揉。

4. 刮上下肢

用左手抬起患者的上肢，右手用直线刮法刮拭手阳明大肠经曲池至手三里区域，每侧刮10～20次即可（参照图78、80）；然后用直线刮拭法刮拭下肢外侧足阳明胃经足三里至丰隆区域（参照图84、88），每侧各刮20～30次；之后点压按揉足厥阴肝经太冲穴部位，以泄足厥阴肝经邪热，达到"上病下取"的效果。

刮痧加减

如果伴有头痛、耳鸣、烦躁、口苦等症状时，可以加刮或重点点压按揉头部足少阳胆经风池、足背部胆肝经的侠溪和行间穴。

如果伴有头昏头重、胸闷恶心、乏力、食欲不振，可以加刮腹部任脉中脘、上肢手厥阴心包经内关穴和卜肢足阳明胃经丰隆穴。

如果兼有耳鸣、腰膝酸软、尿频等症状时，可以加刮或重点刮

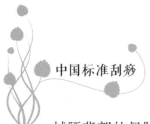

拭腰背部的督脉、足少阴肾经太溪穴。

高血压刮痧要点

　　为了取得更好的降压作用，在以上刮拭过程中，要重点点压按揉百会（头顶部，两耳尖连线的中点处）、天柱（项部，后头骨正下方凹陷处）、风池（项部，风府穴两旁凹陷处）、人迎（颈部喉结与胸锁乳突肌之间的颈动脉搏动处）、肩井（肩上侧正中处）、曲池（屈肘时，肘横纹外端凹陷处）、足三里（外膝眼下 4 指）、太冲（足背部，第一、二足趾跟的凹陷中）等穴位各 3 ~ 5 秒，可以有效降低血压，缓解头痛、头晕、耳鸣、心悸等症状。

　　在高血压的刮痧康复中，头背部的督脉及足太阳膀胱经是必不可少的刮拭部位。用现代医学的解剖知识来认识中医的经络学，大脑是保证人体的统一协调和对外界环境进行适应的最高司令部，对心血管系统有控制和调节血液循环的作用。心脑血管、神经系统疾病多首先刮拭头部，起到放松头部、缓解症状的作用。脊髓连接大脑，再发出脊神经分布全身。督脉是脊髓相对应的体表部位，足太阳膀胱经是脊神经根及神经节相对应的体表部位，刮拭颈部督脉和足太阳膀胱经能够调节神经对血压的作用，缓解高血压。

高血压保健常识

　　患高血压的患者坚持规律服药是十分重要的。但是，如不注重自我保养，再昂贵的药物也很难收到良好的疗效。下面介绍一下高血压患者自我保养守则：

1. 合理膳食

饮食要"三低二高"，低动物脂肪、低糖、低盐，高蛋白、高纤维。

2. 戒烟限酒

烟草中含有尼古丁，能刺激心脏使心跳加快，并使血管收缩，血压升高。大量饮酒，尤其是烈性酒，可使心跳加快，血压升高。

3. 稳定情绪

血压的高低与情绪波动关系非常密切。高血压患者的心理表现是紧张、易怒、情绪不稳，这些又都是使血压升高的诱因。患高血压的人应养成自制的习惯，保持情绪的相对稳定。

4. 控制体重

肥胖是高血压患者的大敌。体重增加，心脏负担加重，血管外周阻力增加，都是导致高血压恶化的重要因素。

5. 大便通畅

排大便时腹压升高可以影响血压，甚至会在上厕所时因为便秘用力导致心肌梗死、脑出血等。因此，患高血压的人在排便困难时可服用通泰胶囊或其他通便食品或药品。

6. 自我管理

定期测量血压，1～2周应至少测量一次，以便调整药量，不要天天测血压或一天测几次，以免带来不必要的精神负担。在血压波动较明显的时候，往往出现头晕、头痛、困倦、乏力或失眠等临床症状，一旦发生不适应及时就医、治疗。

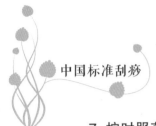
7. 按时服药

高血压目前医学认为是终身疾患，坚持综合治疗，才能有效控制。要在相对固定的专业医生的指导下，合理地应用中西医药控制血压。

眩 晕

眩晕是高血压的常见症状之一。但除了高血压，我们也经常会有头晕、目眩的感觉。因为有上百种病都可以引起眩晕，大致可以分为周围性眩晕、中枢性眩晕和其他原因引起的眩晕三大类。

周围性眩晕如梅尼埃病、中耳炎、晕动病等；中枢性眩晕更是多见，如上述的高血压、颈椎病等引起的椎 – 基底动脉供血不足、脑动脉硬化以及颅内占位性病变等，还有贫血、神经衰弱等其他原因也可以引起眩晕。

眩晕是一种自身或外物的运动幻觉，呈旋转感、摇摆感和漂浮感。轻的仅眼花，头重脚轻，闭目稍微休息一下就可以缓解。但是，严重的就像坐车船，视物旋转，甚至还可伴有站立不稳、欲仆跌倒、恶心、呕吐、出汗、面色苍白等症状。

如果这种感觉长时间出现，或者在一段时间内出现的次数较多，就要注意自己的身体状况了。建议先去医院找专科医生，确诊是否已患有上述某种疾病，做到有病早发现、早治疗。对于其他疾病引起的眩晕，如内分泌性眩晕、高血压性眩晕、眼源性眩晕，应积极治疗原发病，如控制血压、治疗眼科疾病，在原发病恢复的基础上，也可以选择刮痧来缓解眩晕的症状。

眩晕的刮拭部位主要为头部、颈部、上下肢部，这些部位的刮拭完全可以自己进行。

1. 刮头部（参照图 49）

头部刮痧时建议用刮痧梳子，由前向后如梳头一样刮拭，先刮头部正中，然后向两侧移动，每一方向刮拭 10 ~ 20 次即可，以头皮有热感和脑目清爽为度，头部刮痧能够使头部放松。

2. 刮颈部（参照图 53、54）

主要刮拭颈部正中督脉和两侧足太阳膀胱经循行区域。

3. 刮上下肢

用直线刮法刮拭前臂前外侧，重点刮拭手阳明大肠经的合谷穴（参照图 83）；内侧的手厥阴心包经区域，重点刮拭内关穴区，也可用点压法、按揉法，每个部位刮拭 10 ~ 20 次即可。严重者还需要刮拭小腿外侧足阳明胃经的足三里穴区，每侧点压按揉 3 ~ 5 秒即可。

刮痧加减

如果是生气后症状加重，还要点按合谷、太冲穴。

如果平时易气短、乏力，还可刮脾俞、肾俞、关元等穴，用补刮法。

如果平时还有腰酸腿痛等症状，还可以加刮肝俞、肾俞、太溪等穴。

如果平时饮食油腻，经常感觉身体沉重、大便不爽，可以加揉丰隆、解溪等穴。

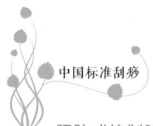

预防或控制眩晕

（1）饮食要清淡，做饭的时候要少放盐，少吃辛辣、油腻等刺激性食物，忌烟酒。

（2）养成良好的生活习惯，生活作息要规律，保证充足的睡眠，劳逸结合，增强身体抵抗力。

（3）眩晕发作时，应立即卧床休息，保持室内安静，打开窗保持空气流通，发作间歇期尽量不外出，以防晕倒，发生意外。

（4）对于中年以上之人，及时防治眩晕尤为重要，要治病求本，以防发展为中风。

防治晕船、晕车、晕机的方法

坐汽车或飞机的时候很多人经常会有恶心、头晕的感觉，就是我们常说的晕车、晕机等，医学上称为"晕动病"，其实它不是真正的疾病，仅仅是我们的身体对一些超限刺激的应激反应。若想防止晕车、晕船的出现，不妨试一试以下几个小方法：

（1）在乘车和乘船前先吃1片乘晕宁、东莨菪碱、安定等药物。

（2）乘车前可吃些酸辣开胃的食物，但尽量不要吃甜食和油腻的食物，也不要过饥过饱。

（3）穴位止晕：取新鲜生姜1片，贴于神阙穴（肚脐），同时按压内关穴，口中可再含1片鲜姜；或者用风油精涂在太阳穴或风池穴，亦可滴2滴风油精于肚脐眼的位置。

（4）上车后尽量把两眼注视前方远处，少看近处物体，这样有助于预防晕车现象发生。

（5）刮痧缓解晕动症状。用刮痧疗法缓解晕动症状的方法可以参考"眩晕"的治疗，如果没有随身携带刮痧板的话，可以用手指着重点压、按揉双眉头处的攒竹、肚脐上的中脘、上肢内侧的内关、下肢前外侧的足三里等穴位，也能起到不错的效果。

刮痧知识：晕刮的处理方法

刮痧虽然简单方便，但并不可以随心所欲。刮痧过程中也可能出现某些异常情况，导致不能继续刮痧，这就是说刮痧对一些人来讲，有时候可能是"刺激超限"。如同针灸一样，偶然也会出现像晕针一样的晕刮现象。在家进行保健刮痧时要学会判断什么样的现象属于"晕刮"。

晕刮主要的表现为：刮痧后出现头晕、面色苍白、心慌、出冷汗、四肢发冷、恶心欲吐或神昏仆倒等。若碰上这种情况，首先是不要慌张，然后按照下面的步骤来进行处理：立即停止刮痧，使患者呈头低脚高平卧位，并饮用一杯温开水或温糖水，注意全身保温。如果不能缓解可用刮痧板点按患者百会穴，轻刮人中穴，重刮内关穴、足三里穴、涌泉穴。

晕刮现象是可以防止的，也就是说在刮痧开始之前，要做好一些预防工作，如空腹、过度疲劳者忌刮；低血压、低血糖、过度虚弱和神经紧张、特别怕痛者要轻刮，身体瘦弱、皮肤失去弹力者忌刮等。同时，在刮痧过程中，注意交流沟通，随时观察患者对刮痧的反应，以尽早发现情况，避免发生晕刮。

工作、生活以及家庭等各方面的压力，常常让 45 ～ 55 岁的人感到有些疲倦。因为这个年龄段是人一生中较为特殊的阶段，处在一个"上有老、下有小"的时期，精神负担和经济负担都很重，身体健康长期处在"透支"的状态，更主要的是，在这个时期，自身生理功能也在慢慢走下坡路。因此，这个年龄段的人极易引起心血管系统疾病，特别是冠心病。

冠心病，是冠状动脉粥样硬化性心脏病的简称。可以通过以下几点来对自己或者家人进行一个检测：

（1）劳累或精神紧张时出现胸骨后或心前区疼痛，或紧缩样疼痛，向左肩、左上臂放射，持续 3 ～ 5 分钟。

（2）体力活动时出现胸闷、心悸、气短，休息后缓解。

（3）饱餐、寒冷或看惊险片时胸痛、心悸。

（4）睡眠时需要高枕卧位，平卧时突然胸痛、心悸、呼吸困难，需立即坐起或站立方能缓解。

（5）性生活或排便困难时出现心慌、胸闷等不适。

（6）听噪声时心慌、胸闷。

（7）反复出现脉搏不齐，不明原因心跳过速或过缓。

如果有上述的一种或者几种情况，那么建议到医院做一个全面的检查，做到"早预防、早治疗"。

虽然现在对冠心病的病因还不是很清楚，可它的发生与年龄、职业、饮食、情绪、高血压、高血脂、糖尿病、吸烟、肥胖、遗传等因素有密切关系，可分为心绞痛型、心肌梗死型、无症状性心肌缺血型（隐性冠心病）、心力衰竭和心律失常型、猝死型。中医诊断中与之相对应的病名为"心悸""胸痹"。冠心病带给人们的危害是比较大的。无论是已确诊，还是只是疑似，都不妨让家人帮忙通过刮痧来缓解症状或预防其发生和发展。

刮痧治疗冠心病的基本方法

1. 刮背部（参照图 67）

刮拭背部心脏相对应的部位，用直线刮法刮拭背部的脏腑俞穴，从肺俞经过心俞刮至膈俞穴，每侧各刮 20 ~ 30 次，并且点压、按揉肺俞、心俞和膈俞，每穴点压按揉 3 ~ 5 秒即可。如果体质偏弱，症候属虚者，宜用轻刮法；如果体质较壮，症候属实者，宜用重刮法。

刮痧重点

◎ 胸部：任脉——膻中、巨阙
◎ 背部：足太阳膀胱经——心俞、膈俞
◎ 上肢：手少阴心经——神门；手厥阴心包经——内关

2. 刮胸部（参照图 68）

胸部是冠心病主要的不适部位，首先要刮拭胸部，用直线刮法从两乳头间的膻中穴区域向下刮拭到巨阙穴附近，使膻中到巨阙一线

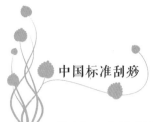

发红，或见痧疹；然后刮拭胸部两侧肋间隙区域（参照图69），沿着肋间隙的弧度由内向外刮拭，从上向下依次刮拭每一肋间隙，各刮10～20次即可，使被刮拭的胸部发红或出痧。最后点压按揉膻中和乳根穴，每穴点压按揉3～5秒即可。注意乳头部位要避开，不可刮拭。

3. 刮上肢

主要刮拭前臂手少阴心经循行区域，用直线刮法刮拭前臂内后侧腕横纹上通里到神门一线，每侧各刮10～20次；并用刮痧板的角点压按揉通里、神门、内关，每穴点压按揉3～5次。

刮痧加减

如果伴有心慌、多梦、怕闻声响等症状时，可以重点刮拭背部足太阳膀胱经胆俞、心俞等穴。

如果伴有心烦、失眠、睡时出汗、手脚心热等症状时，可以重点刮拭背部足太阳膀胱经肾俞、内踝处的足少阴肾经太溪等穴。

如果伴有胸闷、心前区隐隐作痛、唇暗等症状时，可以加刮下肢足太阴脾经血海、上肢手厥阴心包经内关等穴。

冠心病的保健常识

除了对冠心病进行积极的辨证论治和有针对性的刮痧治疗之外，

还应该注意以下事项。

1. 冠心病与季节的关系

秋冬是冠心病的高发季节。因为严寒、低气压、温差大等恶劣气候，会使人体处于一种应激状态，引起体表小血管的痉挛和收缩，造成心脏负荷加大，使供应心脏血液的冠状动脉痉挛，使得原本因粥样硬化而狭窄的血管更加狭窄，极易引起心绞痛发作或心肌梗死发生。

同时，秋冬季也是各种呼吸系统疾病好发的季节，如感冒、支气管炎等呼吸道疾病，一旦发生也会影响心脏功能，诱导冠心病心绞痛发作和心肌梗死发生。因此，有冠心病病史的患者尤其要在冬季重视预防。

2. 冠心病的自我调养

冠心病是老年人的常见病，不应把全部希望寄托于医生的治疗，而是要注意日常生活中的自我调养。

（1）积极预防相关疾病：定期进行健康检查，特别注意有无高血压、糖尿病、高脂血症，这些病都是和冠心病的发生密切相关的，一旦发现，就应有针对性地选择中西医治疗，以控制其进展。

（2）保持健康的睡眠体位：睡姿应取头高脚低、右侧卧位，以减少心脏压力。

（3）合理按时用药：流行病学调查资料表明，由心肌缺血和致命性心律失常引起的心脏病急发率和猝死率，以上午 6 ~ 12 时最高，尤其是睡醒后头 3 个小时心脏最容易"闹事"。因此冠心病患者最好在清晨和午睡前服药。应随身携带一个备有急救药物（如硝酸甘油、消心痛、心痛定等药）的药盒，夜间睡觉时也应将药盒放在床边随手可取的地方，以备急需。

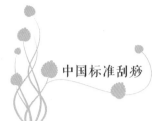

（4）积极运动锻炼：冠心病患者应做力所能及的体育强炼，如散步、体操、慢跑等，这样可增强心脑功能，增加冠状动脉血流和建立侧支循环。运动锻炼时间以下午为宜。

3. 冠心病的情绪调控

冠心病大多与人的性格心理活动有很大关系，调查测试发现抑郁心情、焦虑、悲观情绪、胡思乱想以及注意力不集中等心理因素每上升1分，患心脏病的危险就增加5%。在生活当中，冠心病患者要注意心理的调整，遇事心平气和，要想得开，放得下，要宽以待人，掌握一套心理调节的方法，如通过呼吸放松、意念放松、身体放松或通过练气功、打太极拳等活动，增强自身康复能力。

刮痧知识：刮痧治病时间、间隔、疗程

刮痧的时间，包括每次治疗时间、刮痧间隔和疗程：一般情况下，肌肉丰满、脂肪较厚的部位一般刮拭20～30次；肌肉欠丰满、骨骼凸起明显、骨关节部位一般刮拭10～20次，特殊穴位可以点压、按揉3～5次或弹拨3～5次，从时间来说一般是3～5秒。

如果刮痧后出痧了，两次刮痧之间一般间隔3～6天，或以刮痧的皮肤上痧斑消退、手压皮肤无痛感为宜；若刮痧部位的痧斑未退，不宜再在原部位进行刮拭；而对于那些自我保健刮痧者，在没有出痧的情况下，一天可以刮拭1～2次；像感冒、发热、头痛、中暑这类急性病者，可以1天内在不同部位刮痧2～3次，以控制症状的加重；急性病刮至痊愈为止，一般慢性病以7～10次为1个疗程。

七、 糖尿病——"三多一少"症状的刮痧

在越来越多的人关注健康的时候，有些朋友仍然不太在意，他们会以"没办法、工作需要、得应酬、没时间"等词语来骗自己、骗家人，等真正有时间的时候可能就是不得不去医院的时候了。因为在不经意间，疾病已经开始"眷顾"他们了。这当中，糖尿病便是高发病之一。

糖尿病是最常见的慢性病之一，主要是环境因素和遗传因素长期共同作用的结果。据统计，我国糖尿病发病率达到2%，已确诊的糖尿病患者达4000万，并以每年100万的速度在递增，同时有2500万处于糖尿病前期的糖耐量减低人群，如果不及时干预，其中大约1/3糖耐量减低患者将不可避免地进入糖尿病阶段。

传统上糖尿病病发的高峰期为55岁，但是现在因为肥胖、高血压、高脂血症等疾病的高发，糖尿病患者的年龄日渐年轻化，并且糖尿病症状变得越来越不典型，因此专家呼吁要"小心"糖尿病，养成良好的生活习惯，在有条件的情况下定期体检。

自我诊断：简单地说就是"三多一少"。"三多"指的是比自己原来吃得多、喝得多、尿得多，同时又有体重和体力下降。"一少"原指消瘦，但现代多数糖尿病患者不见得消瘦，只是体重可能会出现下降的趋势或者少气乏力、容易疲劳。

除此之外，有些朋友只有餐前低血糖的表现而没有典型的"三多一少"，一到饭前就感觉饿得不行了，两餐之间要是不吃点东西就

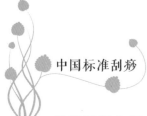

觉得饿得心慌，这也是糖尿病惹的祸。最终的诊断还需要去医院进行生化检查后才能确定。

糖尿病的诊断依据是血糖和临床症状。

1. 确诊

（1）具有典型症状：空腹血糖 ≥ 126mg/dl（7.0mmol/L）或餐后血糖 ≥ 200mg/dl（11.1mmol/L）。

（2）没有典型症状：仅空腹血糖 ≥ 126mg/dl（7.0mmol/L）或餐后血糖 ≥ 200mg/dl（11.1mmol/L）。应再重复一次，仍达以上值者，可以确诊为糖尿病。

（3）没有典型症状：仅空腹血糖 ≥ 126mg/dl（7.0mmol/L）或餐后血糖 ≥ 200mg/dl（11.1mmol/L），糖耐量实验 2 小时血糖 ≥ 200mg/dl（11.1mmol/L）者可以确诊为糖尿病。

2. 排除

（1）如糖耐量 2 小时血糖 140 ~ 200mg/dl（7.8 ~ 11.1mmol/L），为糖耐量减；如空腹血糖 110 ~ 126mg/dl（6.1 ~ 7.0mmol/L）为空腹血糖受损，均不诊断为糖尿病。

（2）若餐后血糖 <140mg/dl（7.8mmol/L）及空腹血糖 <100mg/dl（5.6mmol/L）可以排除糖尿病的可能性。

糖尿病还会引起很多的并发症，如糖尿病性心脏病、糖尿病性血管病变、糖尿病性肾病和眼部、神经、

刮痧重点

◎背部：足太阳膀胱经——肺俞、肝俞、脾俞、肾俞
◎腹部：任脉——气海、关元
◎上肢：手阳明大肠经——曲池、合谷
◎下肢：足阳明胃经——足三里；足太阴脾经——三阴交；足少阴肾经——太溪；足厥阴肝经——太冲

皮肤部位的病变等。

中医称糖尿病为"消渴"，主要是由于素体阴虚、五脏功能失调，又因为饮食没有节制，过多地吃油腻的食物，或是情绪没有调整好，或是操劳过度，致肺、胃、肾三脏的阴液不足，燥热内生引起。久而久之，导致阴阳两虚发病。

刮痧使用的工具很简单，只要是边缘光滑的器具都可以，如调羹、梳子等，但是用专业的刮痧器具会更安全，效果会更好。如天然水牛角的刮痧板，不仅对人体肌肤无毒性刺激和不良化学反应，而且水牛角本身就是一味中药，具有清热解毒、凉血活血和润养的作用。

中医十分强调机体阴阳关系的平衡，刮痧对人体功能有双向调节作用，可以改善和调整脏腑功能，使其恢复平衡。经常坚持刮痧，可以减轻糖尿病的症状、减少用药量和延缓并发症的发生，主要刮拭背部、腹部和四肢部位相应的经脉和穴位。

1. 刮背部（参照图 67）

主要刮拭背部足太阳膀胱经的循行区域，取俯卧位，首先用直线刮法，刮拭脊柱正中旁开 2 ~ 4 指的区域，从风门穴开始，沿着脊柱两侧刮至肾俞穴即可，每侧各刮 20 ~ 30 次。再用点压法或角刮法重点刮拭肺俞、肝俞、脾俞、肾俞，每穴揉按 3 ~ 5 次。

2. 刮腹部（参照图 73）

主要刮拭腹部正中任脉循行区域，用刮痧板的边刮拭肚脐下气海至关元穴区域，即约脐下四指范围，刮拭 20 ~ 30 次即可。

3. 刮上肢（参照图 78）

取坐位，用左手抬起患者的上肢，右手握刮痧板，使用刮痧板的角刮拭前臂外侧手阳明大肠经的循行区域，从肘横纹外侧端的曲池刮至手

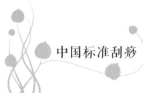

腕部；然后用刮痧板的边刮拭每侧大小鱼际，每一部位刮拭 10 ～ 20 次即可；之后用刮痧板的角点压按揉合谷穴 3 ～ 5 次（参照图 83）。

4. 刮下肢（参照图 84）

主要刮拭小腿前外侧足阳明胃经循行区域，患者取坐位，曲腿，用刮痧板的角沿着小腿前外侧从足膝盖下的足三里刮到外踝上的丰隆穴，每侧刮 20 ～ 30 次即可，然后用刮痧板的角点压按揉足阳明胃经的足三里穴（参照图 88）、足太阴脾经的三阴交（参照图 91）、足少阴肾经的太溪穴、足厥阴肝经的太冲穴，每穴点压按揉 3 ～ 5 次。

刮痧加减

如果口干、口渴症状比较明显，可以加刮背部足太阳膀胱经的意舍、唇下任脉的承浆等穴位。

如果大便比较干燥，可以加刮肚脐下的归来、小腿上的丰隆等穴位。

如果每天小便特别多，并伴有腰酸、耳鸣、烦躁或睡觉时出汗的症状时，可以重点按压足太阳膀胱经的肾俞、任脉的关元、足少阴肾经的太溪、足太阴脾经的三阴交等穴位。

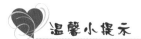温馨小提示

现在人们都很重视健康，而且非常看重绿色的健康疗法，所以有些宣传就把刮痧的作用夸大，使得人们误认为刮痧能治百病，又是绿

色疗法，所以大病小病都喜欢用刮痧来解决。但事实上，刮痧和其他任何一种疗法一样，其治疗作用是有一定局限性的。对于糖尿病后期特别是伴有心、肝、肾等脏器实质性损害的患者，除进行刮痧以外，应该到医院进行针对性地治疗，切忌延误病情。

用刮痧来缓解糖尿病症状时，要注意刮拭力度和出痧程度，因为糖尿病患者比较容易感染，有些严重的糖尿病患者还会伴有皮肤破溃，这些地方是禁刮的。因此在对糖尿病患者刮痧时，一定要做好消毒工作，同时刮痧手法要保持轻柔，刮到出痧疹而不出血，绝不能刮破皮肤。糖尿病患者容易出痧，刮痧手法一定要轻柔，常常使用轻刮法。

对于糖尿病的治疗，我们提倡综合疗法，刮痧是其中一个辅助选择，并不能替代饮食控制、适度运动和降糖药物等治疗。

糖尿病的保健常识

1. 糖尿病的预防

（1）做到饮食有规律：不要暴饮暴食，见到喜欢吃的食物要有节制，尽量做到细嚼慢咽。平常吃饭的时候要多吃蔬菜，少吃主食，少吃含油多的食物，不要在一顿饭内吃大量含葡萄糖、蔗糖的食品，因为这些食物会导致血糖在短时间内快速上升，损害胰腺功能。

（2）做到生活有规律：调整好作息时间，多锻炼身体，少熬夜，做到有规律地生活，可以增强人体的体质，对防止糖尿病的发生有一定好处。

2. 糖尿病的几种食疗粥

（1）山药粥：生山药60g，大米60g，先煮米为粥，山药为糊，酥油蜜炒合凝，用匙揉碎，放入粥内食用。适用于糖尿病脾肾气虚、

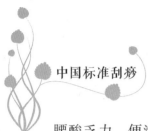

腰酸乏力、便泄者。

（2）葛根粉粥：葛根粉 10g，粳米 50g。葛根粉与粳米同入砂锅内，加水 500ml，文火煮至粥稠服用。适用于阴虚火旺型糖尿病，症见口干多饮，心烦易怒，性情急躁，大便干结，尿色混黄等症。

（3）葫芦粥：陈葫芦炒 10g，粳米 50g 煮粥服用，适用于糖尿病水肿者。

（4）枸杞子粥：枸杞子 20g，粳米 50g，加水 500ml，文火煮至粥稠服用。适用于肝肾阴虚型糖尿病，症见头晕眼花、腰膝酸软、视力减退等。

3.糖尿病健康饮食歌

白水：冷热开水，多多益善

米面：巧妙搭配，按量为宜

蔬菜：红绿赤白，多吃不限

水果：糖度高低，区别对待

鱼肉：鱼比禽好，禽比肉好

鸡蛋：一天一个，恰好足够

牛奶：早晚一杯，不多不少

食盐：清淡饮食，咸腌不吃

豆品：每天一次，不能不吃

糖果：甜食糖食，点到为止

油炸：油炸油煎，一点不沾

烟酒：戒烟戒酒，寿命长久

❀ 刮痧知识：初次刮痧者缓解紧张的方法

一说到刮痧，大多数人的印象是：身上刮出一条条紫红的血痕，看了让人恐惧，刮成那样能不疼吗？一想到这里，还没刮，可能已经开始紧张了。当给家人、朋友刮痧时，如何解决他们对刮痧的恐惧感呢？可以从以下几方面入手：

（1）对初次接触刮痧的人，要做好他们的思想工作，解除对刮痧疼痛感的看法。告诉他们刮痧是由轻到重逐渐刮出紫痕的，会有个适应的过程，不会那么疼，也不像有一些人说的那么可怕。只要掌握了正确的刮痧手法，用专业的刮痧板，再涂上护肤润肤增效的刮痧油或刮痧乳，刮起来是很舒服的。

（2）对初次刮痧的人，手法的用力非常关键，一开始不要用力太大，随时询问被刮者的感受，随时调整手法，以患者感到能接受为原则。尤其快出痧的时候，更要注意用力不要过重，这样就不会有疼痛的感觉。

（3）刮拭身体上容易紧张的部位时，如腹部、膝关节、乳房、头部等，可以在局部先施行摩擦法、旋转法，或者在头部先施行梳刮法，以解除被刮拭部位的紧张，使肌肉放松，还可增强刮痧效果。

现在经常会看到一些老年朋友走起路来"颤颤巍巍"、行动不便，需要在家人的搀扶下才能行走，说话也不利索，这些症状就是老百姓常说的"半身不遂"，常见于中风后遗症。

中风经救治后，神志恢复，但遗留后遗症和不同程度的残疾，医学上称为"中风后遗症"。久则患肢枯瘦、肢体重滞，伴有肢体关节游走性疼痛、麻木不仁、阵发性手足颤动、抽搐，或谈吐不利、口角流涎，甚则口眼㖞斜等，还常伴心悸、气短、自汗、眩晕、烦躁不安、失眠、不思饮食等。

中风后遗症的病因主要是因为发生脑血管意外之后，脑组织缺血或受血肿压迫、推移、脑水肿等而使脑组织功能受损。此病主要指中风病发病半年以上者。

中风病是一种好发于中老年人的急性脑血管病，其主要有发病率高、死亡率高、致残率高、并发症多等特点，因此又称"三高一多"症，是严重威胁人类健康的疾病。中风存活后的患者60%～80%有不同程度的残疾，严重者甚至丧失正常生活能力。另外，有中风病史的患者，25%～80%在2～5年内复发。因此，中风后遗症患者不仅要积极到医院进行药物治疗，而且在平时也要注重中风后遗症的自我保健。

对发生中风以后所遗留下的半身不遂、语言障碍等残疾症，综合采用各种有效措施，减轻残疾和因残疾所带来的后果，使残疾者的残存功能和潜在能力在治疗后获得最大的发挥，获得生活能力和工作能力，提高生活质量，是这一时期治疗的主要目标，因此许多中风后遗症患者往返医院进行康复治疗。

刮痧重点

◎头面部：督脉——百会；任脉——承浆；足阳明胃经——颊车、下关；经外奇穴——太阳、印堂；足少阳胆经——风池

◎背腰部：足太阳膀胱经——肝俞、胆俞、膈俞、肾俞

◎上肢：手阳明大肠经——臂臑、肩髃、曲池、合谷；手太阳小肠经——天宗

◎下肢：足阳明胃经——足三里；足少阳胆经—阳陵泉；足太阳膀胱经——承山

刮痧是中风康复疗法的重要组成部分，通过刮拭调节神经功能，使皮肤温度升高、血流丰富、汗腺分泌增多，从而消除了肌肉疲劳，增加了皮肤弹性，使偏废的组织得到了充分的血供，通过刮拭关节，还可以松解粘连、滑利关节，改善关节部的营养，促进新陈代谢，增加关节的活动度，促进偏瘫肢体功能的恢复，亦有助于预防肢体畸形和挛缩的发生。

以下介绍一下中风后遗症的家庭刮痧康复方法，这样在家里就能进行康复治疗，减轻了患者往返医院的不便和经济负担。

刮痧促进中风后遗症康复的基本方法

应用刮痧疗法对中风后遗症患者进行治疗，不仅能够疏通患者全身的经络以促进气血的运行，还能消除患者的疑虑，增进家人之间

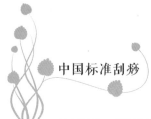

的感情，更能帮助患者树立起信心，积极配合治疗。中风后遗症的家庭康复刮痧，主要刮拭头面部、背腰部和上下肢部位。

如果口眼㖞斜、言语謇涩、头晕、失眠、抑郁、意识障碍等症状比较明显的话，应以刮拭头面部和上部足阳明胃经为主。由于中医认为"头为诸阳之会"，阳明经多气多血，所以刮拭头面和阳明经对于大脑和肢体功能恢复有很好的作用，因此在康复时主要刮拭头面和足阳明胃经。

1. 刮头部（参照图 45）

头部可以采用分部刮痧方法（参照头痛的刮拭方法即可）。也可以采用离心刮法，即以百会穴为起点，分别向左右前后四个方向刮拭，各方向刮拭 10 ～ 20 次即可。最后以按揉法和点压法相结合，对百会、太阳、风府、风池穴进行点压按揉，也可进行短距离的刮拭，每穴刮拭 10 ～ 20 次。

2. 刮面部

主要刮拭前额部、面颊部和下颌区。可以双手各持一板同时向左右两方向刮拭，也可一手持板，一手固定面部皮肤。首先刮拭额部，选择面部专用刮痧板，双板汇合在"面中线"，以面中线为起点，分别向左右两侧刮拭，与前额发际平行，刮至侧头发际，轻刮 10 ～ 20 次，介质不足时要随时补充。

其次刮拭面颊部，双手持刮痧板，从鼻翼两侧沿眶骨下缘分别向左右两侧刮拭，刮至耳前，轻刮拭 10 ～ 20 次，再依上法从鼻翼下迎香穴刮至耳垂前 10 ～ 20 次，并用刮痧板厚边角点按下关穴 3 ～ 5 次。最后刮拭下颌区，沿下颌骨边缘向耳垂方向刮拭约 20 次，并用刮痧板厚边角点按承浆穴、颊车穴各 1 ～ 3 分钟。

3. 刮背腰部（参照图 67）

背腰部也是常用的刮拭部位，通过刮拭背俞穴调节脏腑功能，刮拭脊柱正中旁开 2 ～ 4 指的区域，从风门穴开始，沿脊柱两侧刮至肾俞穴即可，每侧各刮 20 ～ 30 次。再用点压法或角刮法重点刮拭肝俞、胆俞、膈俞、肾俞穴，每穴按揉 10 ～ 20 次。

4. 刮上肢

如果上肢运动不利的话，首先用刮痧板的角刮拭前臂外侧的手阳明大肠经循行区域，自肘横纹外侧端的曲池经过手三里刮至合谷穴位（参照图 80、81、83），每侧刮拭 10 ～ 20 次即可。然后刮拭外侧的手少阳三焦经循行区域，自肘尖下刮至手腕部的外关、阳池穴（参照图 82），每侧刮拭 10 ～ 20 次。最后点压按揉肩胛冈部手太阳小肠经天宗穴、手太阴肺经尺泽穴、手阳明大肠经臂臑、肩髃、合谷穴各 3 ～ 5 次。

5. 刮下肢

如果下肢运动困难的话，首先用刮痧板的角刮拭小腿前外侧的足阳明胃经循行区域，自膝盖下的足三里刮至脚踝处的解溪穴（参照图 88），每侧刮拭 20 ～ 30 次即可。然后刮外侧的足少阳胆经循行区域，自膝盖外的阳陵泉刮至外踝上的光明穴，每侧刮拭 20 ～ 30 次。之后刮拭后侧的足太阳膀胱经循行区域（参照图 86），自腘窝处的委中刮至腿肚处的承山穴位，每侧刮拭 20 ～ 30 次即可。最后重点点压按揉环跳、阳陵泉、委中、承山等穴，每穴点按 10 ～ 20 次。

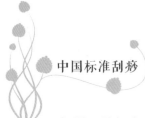

中风后遗症功能恢复护理方法

1. 护理常识

在中风后遗症的功能恢复护理中，家人起着重要的作用。所以学习一些护理常识是非常必要的事情。

（1）当遗留有肢体运动功能障碍时，应积极指导和辅助患者进行功能锻炼。先从简单的动作开始，从肢体的近端至远端，逐级训练，最终达到患侧肢体功能恢复的目的。在帮助患者做被动运动时动作应缓慢而柔和，有规律，逐步增加被动活动的幅度和范围，避免用力牵扯或大幅度动作。在做被动运动时，患者的健侧上下肢最好也做相同的动作，这样可以通过健侧神经冲动的扩散刺激患侧肌肉产生兴奋性冲动，有利于患肢的功能恢复。每日至少进行两次以上，每次每个动作要重复 10 次左右，要持之以恒。

（2）当遗留语言不利索、失语等症状时，尽早诱导和鼓励其说话，耐心纠正发音，由简到繁，坚持不懈。

（3）当遗留口眼㖞斜等症状时，应给予精神鼓励，疏其情志，鼓励其多做眼、嘴、面部运动，并经常按摩患处。

2. 中风后遗症自我运动康复方法

不能下床的患者，自己要外展肩关节，并做握拳动作，以保持上肢肌力的康复。下肢要坚持做外展和内旋运动，屈曲下肢，以锻炼下肢的肌力和关节的功能为主。每日 2 次，每次 10 分钟。

已能离床下地的患者，可以先在别人帮助下站立或行走，逐渐过渡到自己扶持物体站立，两腿高抬，练习用患足持重站立，适应后持拐杖或徒手行走。

及早站立行走，是防止下肢挛缩畸形、改善全身生理功能的有效措施。练习站立行走时要先做原地踏步，再平稳缓慢练习行走，防止身体过于向患侧偏斜。

此外，如果遗有上肢功能障碍时，患者可用手抓住物体，做拉、伸、推动作，或经常耸肩、旋转肩关节以及用患手进行拍打墙壁等主动锻炼。

刮痧知识：透痧

在中风后遗症的刮痧治疗时，由于偏瘫肢体神经功能和气血循环有障碍，不易出痧。因此，刮拭时不能强求出痧，要轻刮，使皮肤刮至潮红即可，通过系统的刮痧治疗，身体的神经反射和肌肉力量提高，刮痧时才逐渐会出现"痧象"，这就是所谓由内向外的"透痧"，通过刮拭促进患侧肢体的血液循环，恢复功能。健侧肢体刮痧力度可适当加重，可以出痧。

九、老年痴呆——健忘的刮痧

在成年之后，随着年龄的增长，我们身体的各项功能会随之退化，记忆力减退就是最明显的一项。我们经常会听到一些老年朋友说："现在脑子不好用了，话到嘴边就想不起来了！"这就是记忆力减退的表现，严重的还可能会发展为老年痴呆症。痴呆已不是老年人的"专利"，四五十岁患痴呆的人数也在逐年增加。50岁的女儿陪同80岁老父亲看病，竟然双双被诊为老年痴呆；47岁的妇女丢三落四，同样是老年痴呆惹的祸……这些都在显示，患老年痴呆的年龄在提前。

老年痴呆症，又称阿尔茨海默病，是发生在老年期及老年前期的一种原发性神经退行性疾病，大脑皮质萎缩，记忆性神经元数目减少，导致记忆、思维、分析判断、空间辨认、情绪等方面出现障碍。

中医认为肾主骨、生髓，脑为髓海。人体内的先天之精（肾精）随着年龄的增长，会逐渐被消耗，肾精的亏虚必定会导致大脑功能的减退，健忘的症状随之出现。

很多人把老年人健忘、变懒、有幻觉等表现，看作是"老糊涂"，并不在意。据调查显示，仅有20%的老年痴呆患者及时就医，很多老年痴呆患者被发现时，已不可逆转。事实上，老年痴呆在中年就开始有症状和反应，只要我们提前预防和自我保健，还是可以避免的。

刮痧能够疏通经络，活血化瘀，改善微循环；调整阴阳、排毒解毒，促进新陈代谢；调理脾胃，益气生血，提高免疫力。如果大家能够长期坚持刮痧保健的话，就会保持思维敏捷，减少患病的概率，延缓脑功能的衰退，对健忘症和老年痴呆有较为明显的预防和治疗作用。

刮痧治疗老年痴呆的基本方法

刮痧治疗老年痴呆的具体做法，简言之就是"从头做起"。可以每天用刮痧板刮头部 1 ~ 2 次，早晨起床和晚上睡觉前各做一次即可，晨起重刮，睡前轻刮。"头为诸阳之会，脑为元神之府"，也就是说人体所有的阳经，都会到达头部。经

> **刮痧重点**
>
> ◎头面部：督脉——百会；经外奇穴——太阳、印堂；足少阳胆经——风池
> ◎背腰部：足太阳膀胱经——肾俞
> ◎腹部：任脉——关元、气海
> ◎下肢：足少阴肾经——涌泉

常刮拭头部的穴位和经络可以疏通全身阳气，起到开窍醒神、改善血液循环、提高记忆力、预防老年痴呆的作用。

在操作时先从太阳穴起往后经耳上绕耳后刮到耳垂后风池穴（胸锁乳突肌与斜方肌上端间凹陷中），每侧各刮拭 10 ~ 20 次即可。再以头顶正中百会穴为起点，向前发际方向刮拭，刮拭 10 ~ 20 次，再从百会开始向后发际刮 10 ~ 20 次，或以百会为中心，放射性刮至周边发际。

由于其固有的解剖特点，脑后部和太阳穴部位是头部刮痧的重点部位，所以要格外注意。

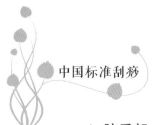

老年痴呆的预防保健常识

1. 老年痴呆症的八大警号

（1）记忆力日渐衰退，影响日常生活。

（2）处理熟悉的事情出现困难，如做饭等。

（3）对时间、地点及人物日渐感到混淆，如记不清自己放东西的地方。

（4）判断力、计算力日渐减退，如常把东西乱放在不适当的地方，买菜时计算价钱能力下降。

（5）情绪表现不稳定及行为较前显得异常，如容易激动、哭闹。

（6）性格出现转变，如变得较前暴躁或者内向。

（7）失去做事的主动性，生活情趣不高，如变得比以前懒惰，不愿意参加活动，对人热情度不高。

（8）明了事物的能力及语言表达出现困难，如话到嘴边说不出来。

2. 老年痴呆的调护

（1）料理患者的日常生活。痴呆老人在饮食、大小便、起居等日常生活方面自理能力差，需要家属督促或协助。要帮助患者安排合理而有规律的生活，要求他们按时起床和就寝、进餐，保证足够的休息和睡眠时间。多吃含维生素、矿物质的食物，如谷物、瘦肉、豆类、海产品等，餐具最好选择不易破损的不锈钢制品。

（2）加强患者的功能训练。培养和训练痴呆老人的生活自理能力。人的大脑、躯体、四肢的功能用则进、不用则退。训练患者的自

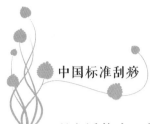

理生活能力，如梳洗、进食、叠衣被、如厕。经常督促和协助患者搞好个人卫生，如有随地大小便现象，家人就应掌握患者大小便规律，定时督促其上厕所。

（3）注意安全护理。对中、重度痴呆患者要处处事事留意其安全。不让患者单独外出，以免迷路、走失，给患者口袋里放一个有患者和家属的名字、年龄、家庭住址、联系电话以及患者所患疾病的安全卡，如万一走失，便于寻找。患者所服药品要代为妥善保管，服药时必须有人在旁陪伴，帮助患者将药全部服下，以免遗忘或错服。

刮痧知识：头部刮痧的注意事项

由于老年痴呆患者多有性情的改变，因此在家给老年痴呆患者刮痧时，刮痧前的准备工作要充分，尤其刮拭头部时，可以先用摩擦法缓解紧张情绪，同时手法要轻，要耐心、细心、认真，以患者能够忍受为度。此外，头部刮痧还应注意以下几点：

（1）刮痧前摘掉眼镜，扎辫者宜放开，有发夹者要取下。

（2）头部有头发覆盖，不需涂刮痧介质。

（3）头部疔、疖或包块部位，要避开进行刮痧。

（4）头发稀少者，要用轻手法，头部刮痧不强求出痧。

刮拭头部对于五脏六腑都有调节功能，很多老人都以梳头的方法来达到保健的效果，以消除头皮紧张，改善大脑供血，消除疲劳。头部保健刮痧适合于所有人，但是如果有严重的糖尿病，我们在刮拭头部时，力度要适当减轻；如果有神经衰弱，头部刮痧最好在白天，晚间重刮会引起神经兴奋影响睡眠。

十、失眠——多梦、易惊的刮痧

早晨到办公室后，经常会听到："也不知道什么原因，昨晚又没睡好，今天早晨浑身不舒服，工作起来都没有精神了。"这位同仁可能已经遭受失眠的困扰了。人的一生当中，睡眠约占生命的1/3，良好的睡眠是身心健康的主要标志。失眠是最常见的睡眠障碍，是指各种原因引起的睡眠不足、入睡困难、早醒，患者常有精神疲劳、头晕眼花、头痛耳鸣、心悸气短、记忆力不集中、工作效率下降等表现。

很多人都经历过"失眠"，如考试期间或者出差换地方，因过度紧张或不适应而睡得不好。这种偶尔出现的失眠，会随着情绪的稳定和适应而消失，不会妨碍健康。由于个体差异，对睡眠时间和质量的要求亦不相同，故临床判断失眠不仅要根据睡眠的时间和质量，更重要的是以能否消除疲劳、恢复体力与精力为依据。临床常见失眠可分以下三种类型：

1. 入睡困难型

指入睡时间较长，多见于过度紧张的人，因容易陷于紧张、兴奋、担心、烦恼等状况，使脑部觉醒活动的程度增加，不易入睡。

2. 时睡时醒

常在夜间醒来，经过长时间后方能再入睡，此类患者常因对外界的动静及身体上的不舒服特别敏感而惊醒，久久不能入睡。

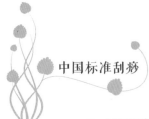

3. 早醒型

多见于忧郁症者，多在凌晨 2 ~ 3 点醒，醒后想一些难过、沮丧的事而导致心神不安、情绪恶劣、无法再入睡。

失眠是临床常见病症之一，虽不属于危重疾病，但常影响人们正常的生活、工作、学习和身体健康，并能加重或诱发心悸、胸痹、眩晕、头痛、中风等病症。顽固性的失眠，给患者带来长期的痛苦，甚至形成对安眠药物的依赖，而长期服用安眠药物又可引起医源性疾病。

传统中医理论认为，失眠的发生和心、脾、肾三脏关系最密切，或为忧思过度，耗伤心脾，气血不足，心神失养；或心肝火炽，心肾不交，心虚胆怯，神志不宁。中医药通过调整人体脏腑气血功能，常能明显改善睡眠状况，且不引起药物依赖，更不会引起医源性疾患。

刮痧治疗失眠的基本方法

刮痧能够调气行血，安神定志，对失眠有很好的效果。通过刮拭，使患者处于一个放松的状态，每天按时进行刮痧，让这种放松的状态得到累积，从而调整生物钟。刮痧操作手法及工具的简便更是治疗能够准时进行的保障，使失眠的症状循序渐进地得到改善。刮痧治疗失眠的主要部位是头颈部、背部和

刮痧重点

◎头颈部：足少阴胆经——风池；经外奇穴——四神聪、安眠

◎背部：足太阳膀胱经——心俞、脾俞、肾俞

◎上肢：手少阴心经——神门

◎下肢：足太阴脾经——三阴交

四肢部位。

1.刮头颈部（参照图46）

取坐位。首先刮拭头部两侧，操作者一手扶持患者头部右侧，保持头部相对稳定；另一手握持刮痧板刮拭头部左侧，用刮痧板的边，从太阳穴附近开始，绕耳上，向耳后的乳突和风池穴方向刮拭，先轻刮，然后力量逐渐加重，以能够耐受为度，最后再逐渐减力轻刮，每一侧刮拭10～20次即可。

如果不清楚穴位的定位，也可以这样理解，用刮痧板的厚面绕耳后划一个问号进行刮拭。然后刮拭头部正中，以头顶正中百会穴为起点，向前发际刮10～20次（参照图47），再从百会开始向后发际刮10～20次（参照图48）。最后用刮痧板的角点压、按揉头部双侧足少阳胆经的风池穴、经外奇穴的四神聪穴（在头顶部，位于百会穴前后左右各1寸处，共4个穴位）、双侧的安眠穴区域，也可以短距离直线刮拭，每一穴区刮拭10～20次即可。

2.刮背部（参照图67）

取坐位或俯卧位。用刮痧板的角沿直线刮拭脊柱两侧的足太阳膀胱经，主要刮拭脊柱正中旁开2～4指的区域，从上往下刮拭，每侧刮拭20～30次即可。要重点刮拭心俞、脾俞、肾俞，或者每穴点压、按揉3～5秒。

3.刮四肢

取坐位或仰卧位。首先刮拭前臂内后侧的手少阴心经循行区域，从肘横纹内侧端的少海穴刮至腕横纹内侧处的神门穴，重点刮拭神门穴；然后刮拭小腿内侧的足太阴脾经循行区域，从膝盖上的血海穴经过阴陵泉刮至内踝上的三阴交穴，每一侧刮拭10～20次，重点刮拭

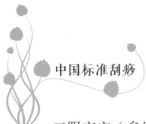

三阴交穴（参照图91），或点压按揉3～5秒即可。

刮痧加减

如伴有头晕、健忘、乏力、面色淡白等心脾虚弱症状时，要加刮或重点刮拭足阳明胃经的足三里，足太阳膀胱经的心俞、脾俞等穴。

如伴有头晕、耳鸣、腰膝酸软、手足心热等心肾阴虚内热症状时，要加刮或重点刮拭足太阳膀胱经的心俞、肾俞，足少阴肾经的太溪等穴。

如伴有急躁易怒、头痛、胸胀、口舌生疮等心肝火盛症状时，要加刮或重点刮拭足厥阴肝经太冲、手厥阴心包经内关等穴。

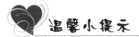温馨小提示

在运用刮痧进行失眠的自我调理时，还应该注意以下问题：

1. 刮拭治疗失眠效果好，宜晨起重刮，睡前轻刮，因为如果晚间重刮会引起精神兴奋，影响睡眠。

2. 体质虚弱的顽固性失眠禁用重刮法刮拭。

失眠的预防保健常识

1. 失眠是可以通过一定的方法来预防的

（1）放松心情：现代医学认为失眠是由于长期过度的紧张、脑

力劳动，强烈的思想情绪波动，使大脑皮质兴奋与抑制相互失衡，导致大脑皮质功能活动紊乱而成。因此，每天睡觉的时候要把白天不愉快的事情像脱衣服一样"脱掉"。

（2）听听音乐：睡前可以适当听一些舒缓的音乐，缓解情绪。

（3）食物疗法：这不仅可以促进睡眠，对保持身材也有好处。睡觉前喝杯温牛奶或在晚饭的时候吃些小米粥，都有助于睡眠，但睡前不宜吃得过饱。中医认为小米性微寒，具有健脾、和胃、安神之功效。现代研究发现小米中色氨酸和淀粉的含量都很高，可促进胰岛素的分泌，提高进入脑内色氨酸的含量，有安眠的效果。

（4）按时睡觉：人体内部也有一个"钟"，我们管它叫"生物钟"，人体各项功能按着它不停地有规律地运行。生物钟是不能轻易破坏的！如果养成良好的睡眠习惯，每天睡觉的时间都差不多的话，失眠的问题就不会存在，因为身体的"定时器"已经悄悄地运行了。

这些建议，对于预防轻度失眠，有比较不错的效果。但是对长期受到睡眠困扰的朋友，除进行刮痧以外，最好能找专科医生进行治疗。

2. 慎服安眠药

在实际生活中，服用安眠药是治疗失眠的主要方法，但安眠药并不是适用于所有人。包括哪些人呢？

（1）老年人：老年人肝、肾等重要代谢器官功能已明显衰退，药物代谢能力降低，长时间服用安眠药，容易产生耐药性，出现运动障碍和精神紊乱状况，如出现平衡失调和步态不稳等症状，还易产生抑郁症状。

（2）未成年人：未成年人正在发育阶段，新陈代谢快，长期服

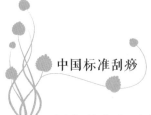

用安眠药会不自觉地增大药量，容易成瘾，产生耐药，影响身心健康。

（3）性功能不全的人：有的安眠药如安宁，能抑制大脑的边缘系统，可降低性欲；有的安眠药如利眠宁和安定，可以松弛肌肉导致阳痿。所以性功能障碍者，要慎用这类药。

（4）贫血或血压偏低的人：安眠药的中枢神经抑制作用和外周肌肉的松弛作用可使血管扩张，降低血压，容易诱发缺血性脑血管病。

（5）神经肌肉系统疾病患者：安眠药抑制神经、松弛肌肉，可以加重肌无力，产生疲劳等症状。如进行性肌营养不良、慢性神经根神经炎、糖尿病和尿毒症并发严重的周围神经病变患者，均应慎用安眠药。

（6）肺、肝、肾脏疾病患者：慢性支气管炎、哮喘、肺气肿患者呼吸功能减弱，服用安眠药会加重呼吸困难；肝、肾功能不全可使药物的代谢和排泄速度减慢，容易蓄积引起不良反应，甚至中毒。

几乎所有的安眠药长期使用都可产生耐药性、成瘾性，停药会产生戒断症状，所以如何使用安眠药，应该严格在医生的指导下进行。

3. 失眠常用偏方

治疗或改善失眠症状的食物有很多，但要根据体质情况进行选择，这样才能收到较好的效果。常用的食疗方有：

（1）桂圆肉30g，西洋参6g，白糖少许，加水煲。适用于伴有心悸、气短、健忘的失眠者。

（2）莲子、百合各30g，猪瘦肉200g，加水煲。适用于体质较弱的失眠者。

（3）核桃仁6个，五味子3g，蜂蜜适量，捣成糊状服食。适用于肾虚耳鸣、盗汗、腰膝酸软的失眠者。

（4）鲜桑椹100g，鲜百合50g，水煎服。适用于肝肾阴虚，虚热内生，上扰心神所引起的失眠、头痛、烦躁、胁痛者。

（5）大枣20枚，葱白10g，加水煮15～20分钟，每晚温服。适用于心脾两虚、心慌乏力、食少倦怠、烦闷不得眠的失眠者。

（6）甘草10g，大枣5枚，小麦10g，加水煮，早晚温服，喝汤食枣。适用于伴有盗汗、精神恍惚、烦躁不安、悲伤欲哭的失眠者。

刮痧知识：选经取穴配位原则

学到这里时，对前面讲过的常见病，相信大家已经能够得心应手运用刮痧进行家庭保健了。然而大家可能会问，学了这么多刮痧后，可以为自己或者家人进行家庭保健，但有些症状或者疾病书上没有写的话，那怎样选取部位进行刮痧呢？

刮痧是按照经络分布来刮拭的，一次不要刮太多条经络或者部位，因为人体的气血是有限的，选择部位太多的话，就会分散"战斗力"了。应该根据身体健康状况和疾病的轻重缓急选择不同的部位刮拭。选取原则如下：

1.就近刮痧治疗

即在病痛处附近刮拭。这是由于病痛之所以出现，是因为局部经络功能失调，如经气不通所致之病痛等。在病痛处刮痧，就可以调整经络功能，使经气畅通，通则不痛，从而达到治疗疾病的目的。

2.远端取穴刮拭

就是在远离病痛处刮拭。远端部位的选择是以经络循行为依据，即刺激经过病变部位经络的远端或疼痛所属内脏经络的远端，以调整

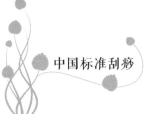

经气，治疗疾病。如牙痛选合谷，胃腹疼痛选足三里，颈椎病选曲池等。

3. 选择特殊穴位

某些穴位具有特殊的治疗作用，如大椎、曲池、外关等有退热作用，如治疗发热时，可选上述穴位。内关对心脏有双向调节作用，如心动过缓、心动过速都可选此穴。

4. 注意三焦的相应部位

上焦是指剑突以上的胸部位置，重点刮拭膻中穴上下，对心、肺、气管等病变有较好的辅助治疗的作用；中焦是指剑突以下，肚脐以上的部位，重点刮拭中脘穴上下，对胃肠消化功能有较好的康复作用；小焦是指肚脐以下的部位，重点刮拭中极穴上下，对泌尿、生殖以及排泄功能有较好的调节作用。

5. 重视脊椎两侧相应部位

中医认为脊椎双侧的足太阳膀胱经上的俞穴为内脏气血输注之处，刺激背部脏腑俞穴对五脏六腑之精气有直接的调节作用。现代医学认为脊椎不但是人体的支柱，其内的脊髓神经还是人体大脑与四肢末端及内脏联系的桥梁，人体各部位的神经支配几乎都是从脊椎双侧分布出来的，根据神经分布和经络腧穴特点可概括为四部治疗取穴法：

（1）颈椎部：俗称"脖子"或"脖颈"。刮拭这个部位可以治疗头部、颈部、肩部、上肢及手部的病变，如颈椎病、落枕、肩周炎、头晕、头痛、手臂肘腕疼痛等。

（2）胸椎上部：是指第1胸椎到第6胸椎的部位，即"上背部"。刮拭这个部位可以治疗心、肺、气管、胸廓和乳房等器官的病症，如心悸、胸闷、气短、咳喘、胸痛等病症。

（3）胸椎下部：是指第 7 胸椎到 12 胸椎的部位，即"下背部"。刮拭这个部位可以治疗肝、胆、脾、胃、肠等器官的病症，如胆囊炎、急慢性胃炎、肠炎、肝区胀痛、消化不良、腹痛、腹泻、便秘等病症。

（4）腰椎部：即腰部及以下骶椎部。刮拭这个部位可以治疗肾病、膀胱炎、痛经、带下、阳痿、腰椎增生、腰椎间盘突出、坐骨神经痛、下肢麻痹、瘫痪、疼痛等病症。

总之，运用刮痧法治病，既要刮拭患部的"点"，又要刮拭经络、神经、肌肉、血管走行的"线"以及相关"面"，不能头痛刮头，脚痛刮脚，要将局部治疗与整体调节结合起来，才能使疗效稳定持久。

十一 急性胃肠炎——胃痛、呕吐的刮痧

俗话说"人是铁，饭是钢""民以食为天"，这些都说明吃饭对于我们老百姓日常生活的重要性。越是重要的事情则越是敏感，人体肠胃系统也是如此，如不注意，遇到喜欢吃的食物暴饮暴食，或食用了放置时间过长的食物等，就会出现恶心、呕吐、腹泻，每日数次水样便，呈黄色或黄绿色，含少量黏液，可伴有不同程度的发热、怕冷、头痛等症状。少数朋友还会因为频繁吐泻，导致身体脱水及体液电解质紊乱、酸中毒，这些都是急性胃肠炎惹的祸。

得了急性胃肠炎后首先要注意的是补充液体，因为多次的泄泻，会带走体内大量的水分。如果把身体比作橙子，急性胃肠炎就像榨汁机一样，会"榨"掉我们体内的水分。因此，得病后要注意水分和电解质的及时补充。我们可以自行在家里调配一些淡盐水或糖盐水饮用，以保持体内的水盐平衡。

中医认为胃肠炎为嗜食肥甘、厚腻、辛辣之物导致湿热内蕴，或过食生冷致寒湿内停，或饮食不节导致肠胃受损而发病。在急性期使用刮痧疗法并配合药物治疗可以获得较好的疗效，既可以缓解急性期的腹痛腹泻，又可以迅速恢复体力。

刮痧重点

◎背部：足太阳膀胱经——脾俞、胃俞、大肠俞和小肠俞

◎腹部：任脉——中脘、关元；足阳明胃经——天枢

◎下肢：足阳明胃经——足三里、丰隆；足少阳胆经——阳陵泉

刮痧治疗急性胃炎的基本方法

刮痧缓解腹痛、腹泻等急性胃肠炎症状具有立竿见影的效果，主要刮拭背部、腹部和下肢部位。

1. 刮背部（参照图 67）

取俯卧位，先用刮痧板的边涂抹刮痧介质后，然后用刮痧板的角沿直线刮拭脊柱两侧的足太阳膀胱经，主要刮拭脊柱正中旁开 2 ~ 4 指的区域，从上往下刮拭，每侧刮拭 20 ~ 30 次即可。重点刮拭脾俞、胃俞、大肠俞和小肠俞等穴位，也可点压按揉每穴 3 ~ 5 次。

2. 刮腹部（参照图 73、74）

取仰卧位，首先用手按揉腹部，使患者消除紧张情绪，也可用刮痧板的面摩擦刮拭部位的皮肤，摩擦到腹部皮肤有热感即可。然后用刮痧板的角刮拭腹部正中任脉和旁开 2 寸的足阳明胃经循行区域，刮拭任脉时要以肚脐为界分段从上往下刮拭，因为肚脐是不能刮拭的，从剑突下刮至肚脐，从脐下刮至关元穴，中脘和关元穴区要重点刮拭，刮拭 20 ~ 30 次；足阳明胃经循行在腹部正中旁开 2 个指幅的外侧，从脐旁开始刮拭，刮至脐下 5 寸即可，每侧刮拭 20 ~ 30 次，重点刮拭天枢穴（参照图 76），也可以点压按揉。之后再用手或刮痧板平面顺时针绕脐摩擦 5 ~ 10 次。

3. 刮下肢

取坐位或仰卧位，用短距离直线刮法刮拭下肢足阳明胃经足三里、丰隆，足少阳胆经阳陵泉穴区，每穴刮拭范围在 5cm 左右即可，各刮拭 20 ~ 30 次。

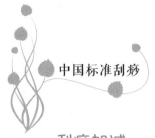

刮痧加减

如果腹痛严重的话，可以点按内关、合谷穴。

如果伴有发热症状的话，还可以刮颈项部，特别是风池、大椎区域。

如果呕吐症状明显的话，可以从"嗓子眼儿"由上向下经膻中穴（两乳头之间）一直刮到腹部，每天刮 2 ~ 3 次即可。

急性胃肠炎调护常识

（1）急性胃肠炎患者应卧床休息，注意保暖。应忌食牛奶、牛肉等易产气食物，并尽量减少蔗糖的摄入；忌食高脂肪的油煎、炸及熏、腊的肉类以及含纤维素较多的蔬菜、水果，忌刺激性强的饮料、食物和调味品等。

（2）急性期患者常有呕吐、腹泻等症状，失水较多，因此需补充液体，可供给鲜果汁、藕粉、米汤、蛋汤等流质食物，多饮开水、淡盐水。

（3）症状较轻时可自我购买药物治疗，如恶心、呕吐时可服用吗丁啉，腹痛时可口服东莨菪碱、颠茄浸膏等，腹泻可用黄连素等。

可在中医辨证施治的基础上选用以下中成药，若恶心、呕吐、泄泻黏稠等，多属寒湿型或暑湿型，可服用藿香正气丸等；若呕吐、腹胀痛、泄泻臭秽等，多属积滞型，可服保和丸治疗；若腹痛，平时怕冷，食冷则不适，多属虚寒型，可服附子理中丸、参苓白术散等。

呕　吐

在日常生活中，如果我们一顿饭吃得太饱，或吃到了不干净和变质的食物，或在应酬时喝了太多酒的话，时常会引起呕吐。

呕吐，就是把我们胃里已经吃下去的食物，经过食管和口腔，再吐出来的一种反射动作。虽然呕吐的感觉很不舒服，但是呕吐可把吃进胃里的有害东西吐出来，这是机体的一种防御机制，对身体有一定的保护作用。

但频繁而剧烈地呕吐可引起脱水、电解质紊乱等并发症。很多情况下呕吐可以提示我们身体出了问题，比如说阑尾炎、胆囊炎、急性胃肠炎、胰腺炎、肠套叠、晕动病、食物中毒等。但如果呕吐起来像"喷水枪"的话，可能提示神经系统出问题了，此时需高度重视，应去医院确诊后采取相应的措施治疗。

中医认为，呕吐是由于胃失和降引起的一种疾病。也就是说，我们吃下食物应该是顺着消化道向下走的，可是由于各种原因，胃的功能失调了，把食物"拒之胃外"而引起呕吐。刮痧对于由急性胃肠炎、晕动病、偏头痛、神经官能症等引起的呕吐效果不错，具体刮痧方法如下：

1. 刮背部（参照图 67）

取俯卧位，用直线重刮法刮拭脊柱两侧的足太阳膀胱经循行线，重点刮拭脾俞、胃俞穴，每侧各刮 20 ~ 30 次。

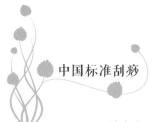

2. 刮腹部（参照图 73、74）

取仰卧位，首先用手按揉腹部，消除紧张情绪后进行下一步骤。用直线刮法，刮拭任脉从鸠尾至神阙上的部位，重点刮拭任脉的上脘、中脘、下脘等穴位，一般刮 20 ～ 30 次；其次刮拭腹部正中线两侧的足阳明胃经，重点由上向下刮拭天枢穴，力度均匀和缓，每侧各刮拭 20 ～ 30 次；然后在中脘、天枢穴进行颤刮法，持续 1 分钟左右。

3. 刮上肢（参照图 78、79）

取坐位，用直线刮法，刮拭前臂外侧的手阳明大肠经和内侧的手厥阴心包经循行区域，重点刮拭手三里和内关穴，起到和胃降逆止呕的功效，可加点压、按揉等方法，每部位刮 10 ～ 20 次即可。

4. 刮下肢（参照图 88）

取坐位，用刮痧板的角点压、按揉拭小腿外侧的足三里穴，每侧点压按揉 20 ～ 30 次即可。

刮痧知识：刮痧的点、线、面、位

刮痧所说的"点"，除了外治法常用的经典腧穴和以痛为腧的部位之外，还有一个很重要的部位就是肌肉的附着点。临床上疼痛与肌肉紧张有着密切关系，即《黄帝内经》所谓"不通则痛""痛则不通"。在软组织损伤类疾病的治疗中，局部的按痛点（压痛点）常常是软组织无菌性炎症的病变点。最敏感的压痛点往往在筋膜、肌肉的起止点以及两肌交界或相互交错的部位，这是因为筋膜处分布的神经末梢比较丰富，肌肉起止点和交界、交叉部分则因所受应力大，长期摩擦容易发生损伤。例如在临床中对由于斜方肌紧张引起的颈部僵硬进行刮痧时，不仅要刮拭颈部的风池、风府、肩井等穴，更要重点刮拭枕骨隆突及两侧的肌肉附着点、乳突周围肌肉附着点，尤其是斜方肌的起止点。斜方肌起于枕外隆凸、项韧带及全部胸椎棘突，止于锁骨外侧端以及肩胛骨肩峰和肩胛冈。如果只对颈部穴位进行刮拭，那效果肯定一般，如果将刮拭的距离再拉长一点，对僵硬肌肉的附着点进行刮拭，那效果就不同了。

刮痧所说的"线"，也不仅是一般所指的经脉循行路线，还包括血管的分布以及走形线路。"治病不明经络，开口动手便错"，没有经络对全身气血的运行，就不可能有人体的生命活动。血管是经脉的方向导引者、组织构成者和功能活动的参与者。所以在刮痧的时候，除了刮拭经络的循行路线之外，更要注重血管的分布，顺着动脉血液循行的方向刮拭，促进血液循环，加速疼痛部位致痛物质的代谢和分解，以提高疗效。当然，这也不能一概而论，要依病性和病位而刮，如果是下肢静脉曲张，就要由下向上刮拭，顺着静脉血液循行的方向来刮痧刮拭，以加速静脉血液回流到心脏，减轻下肢静脉血管的压力和负担，其实刮痧直接促进血液循环的初衷是一样的。

刮痧所说的"面"，不仅仅是指疼痛的表面区域，刮痧时要围绕神经支配区域和感传方向进行刮拭。刮痧时要通过观察，判断疼痛区域的神经支配或者上一级神经元支配的体表区域，对其重点刮拭，这样治疗才有针对性。如小腿后外侧疼痛，除刮拭小腿局部和相关的委中、承山穴以外，还要刮拭同侧腰部的肾俞到关元俞区域，因为本区域的疼痛是由于坐骨神经受压引起的，要刮拭相应神经支配的区

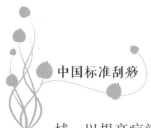

域，以提高疗效。

刮痧所说的"位"，不仅仅是指刮痧内脏疼痛所涉及的体表部位，更要刮拭支配该内脏神经在背部脊椎两侧的相对应部位。中医认为脊椎双侧的足太阳膀胱经上的腧穴为内脏气血输注之处，刺激背部脏腑腧穴对五脏六腑之精气有直接的调节作用。现代医学认为脊椎不但是人体的支柱，其内的脊髓神经还是人体大脑与四肢末端及内脏联系的桥梁，人体各部位的神经支配几乎都是从脊椎双侧分布出来的。通过刮拭脊神经相应的躯体神经和内脏神经循行部位，达到使内脏病变和体表牵涉的疼痛区域标本兼治。其实传统古典刮痧，主要就是刮拭背部双侧。如便秘所引起的左下腹疼痛，除刮拭腹部和相关的关元、中极穴以外，更要刮拭背部脊柱两侧相应的部位，从大肠俞到上、中、下髎区域，因为大肠蠕动和排便反射是由这个脊髓段的神经支配。

总之，运用刮痧法治病，既要刮拭患部的"点"又要刮拭经络、神经、肌肉、血管走形的"线"以及相关"面"，不能头痛刮头，脚痛刮脚，要做到点、线、面、位的结合，找到穴位或者病痛点，参考经络和血液循行的方向进行刮拭，同时顾及到相关神经支配区域，将刮痧技术和现代科学结合、局部重点刮拭和整体全面调节相结合。真可谓：无数的痛点，延续成修长的线条；无数的线条，扩展成宽广的平面；无论体表内脏，在背部两侧都有相关的部位。

十二　慢性肠炎——腹胀、腹泻、便秘的刮痧

由于快速的生活节奏和忙碌的工作，导致很多现代人经常吃饭不规律，因此肠胃有了问题，出现长期、反复发作的腹痛、腹泻及消化不良等症，并且这些症状常在过度疲劳、情绪激动、过度精神紧张，吃得不合适的时候变得更加明显。如果出现这类症状，就要注意了，这些都是慢性肠炎的表现。

慢性肠炎泛指肠道的慢性炎症性疾病，其病因可为细菌、病毒、原虫等微生物感染，亦可为变态反应等原因所致。该病属于传统医学"慢性腹痛""慢性腹泻"范畴，认为多由脾虚湿盛所致，并和长期的心情不畅、吃饭没有节制、肾阳虚衰等原因有关。

刮痧治疗慢性肠炎的基本方法

要想防止该病的发生，平时尽量不要吃那些对胃肠黏膜有强烈刺激的食物及药物，最好戒烟忌酒，不要暴饮暴食，并加强体育锻炼，以提高身体素质！而对于较严重的慢性肠炎，仅注意饮食是不够的，应配合适当的中西药治疗。刮痧疗法对于该病有较好的调理作用，不妨尝试一下。

刮痧治疗慢性肠炎的部位主要集中在背腰部、腹部和下肢区域。

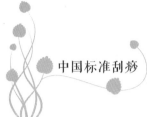

1. 刮背腰部（参照图 67）

主要刮拭背腰部脊柱旁开 2 ~ 4 指的范围，即足太阳膀胱经循行区域，主要从脾俞刮至大肠俞，之后用轻刮法刮拭腰骶部八髎穴处，通过刮拭脏腑背俞穴以调节脏腑功能，每段刮拭 20 ~ 30 次为宜。

> **刮痧重点**
>
> ◎背部：足太阳膀胱经——脾俞、胃俞、大肠俞、八髎
> ◎腹部：任脉——中脘、关元；足阳明胃经——天枢
> ◎下肢：足阳明胃经——足三里

2. 刮腹部（参照图 73、74）

可先用手或刮痧板顺时针摩擦腹部，之后用刮痧板的边重刮腹部正中和两侧，从上向下分段刮拭，分别从脐上上脘穴向下刮至中脘穴、下脘穴，从脐下气海穴向下刮至关元穴、中极穴，以及肚脐两侧的天枢穴上下，每段刮拭 20 ~ 30 次即可（中间绕开肚脐）。

3. 刮下肢（参照图 88）

主要刮拭小腿前外侧的足阳明胃经循行区域，重点刮拭足三里穴区，可用直线刮法短距离刮拭，也可点压按揉，每侧刮拭 20 ~ 30 次即可。

刮痧加减

如果伴有面色发黄、没有精神、食欲不好的症状还可以重点点按足三里、脾俞、胃俞等穴位。

如果腹泻的症状在生气后或紧张时加重，还可以重点刮拭肝俞、太冲、足三里等穴位。

如果腹泻在黎明之前较重，并伴有怕冷、四肢凉、腰膝酸软，还可以加刮或重点刮拭肾俞、关元、气海等穴位。

慢性肠炎调护常识

（1）饮食"五宜"：慢性结肠炎患者大多身体虚弱、抵抗力差。饮食"五宜"包括：饮食宜节，切忌暴饮暴食及食无定时；饮食宜洁，不吃变质食物，杜绝外界微生物对胃肠黏膜的侵害；饮食宜慢，细嚼慢咽以减少粗糙食物对胃黏膜的刺激；饮食宜细，不吃生冷、坚硬食物，多易消化、富有营养的食物；饮食宜淡，少食肥、甘、厚、腻食物，禁酒及辛辣刺激性强的调味品。

（2）注意劳逸结合，不可太过劳累；注意衣着，保持冷暖相适；适当进行体育锻炼以增强体质。

（3）平时要保持心情舒畅，避免精神刺激，解除各种精神压力。

便　秘

《黄帝内经》曰："大肠者，传导之官，变化出焉。"食物经小肠消化吸收后，其糟粕部分下输大肠，由大肠继续吸收其中的水分，变为粪便，排出体外。如大肠传导失常，可致泄泻或便秘等症。大肠本应是排污的器官，如果我们对这一器官掉以轻心，它就会变成乌烟瘴气的"垃圾道"。

我们在日常排便时应该注意观察大便的质地、颜色、气味，排便时

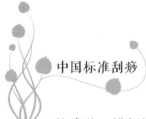

的感觉，排便周期的规律与否等方面。如果几天甚至是十几天才排一次便，大便质地比较干燥坚硬，或者在厕所需要等很长时间才能把大便排出来的话，表明排便功能已经出现问题了。

所谓便秘，从现代医学角度来看，它不是一种具体的疾病，而是多种疾病的一个症状。便秘是排便次数明显减少，每 2 ~ 3 天或更长时间一次，无规律，粪质干硬，或粪质并不干硬，但常伴有排便困难的现象。

据调查，我国人群的便秘患病率为 3% ~ 7%。便秘在程度上有轻有重，在时间上可以是暂时的，也可以是长久的。由于引起便秘的原因很多，也很复杂，因此，一旦发生便秘，尤其是比较严重的，持续时间较长的患者应及时到医院检查，查找引起便秘的原因，以免延误原发病的诊治，并能及时、正确、有效地解决便秘的痛苦，切勿滥用泻药。

那么，便秘究竟有哪些危害呢？具体来说可以分为八大方面：

1. 影响容貌

如果粪便长时间滞留肠道，就会导致异常发酵，腐败后可产生大量有害的毒素，被身体吸收后就容易生痤疮，还可能导致面部色素沉着、皮疹等。

2. 导致肥胖

受干燥的粪便刺激，肠道过度扩张，以及毒素的刺激，均可以导致大肠水肿，使下半身的血液循环减慢，容易形成梨型身材和"胖肚子"。

3. 产生体臭

便秘导致清气不升，浊气不降，毒素聚集在体内，可引起口臭和体臭，让你变得难以"平易近人"。

4. 饮食无味

便秘后肠道蠕动功能下降，可使腹部胀满，出现恶心、纳差、饮食无味等症状。

5. 神经衰弱

便秘能使人体的自主神经紊乱，出现烦躁不安、心神不宁、失眠疲劳等症状。

6. 引发痛经

由于盆腔肌肉神经被充满的肠管刺激，常引发痛经等妇科疾病。

7. 诱发他病

便秘患者可并发肛肠病，如痔疮、肛裂、直肠脱垂等。此外，还易患荨麻疹、哮喘等过敏性疾病。

8. 造成猝死

若患有高血压、冠心病等血管疾病，严重便秘，排便时可以使肛门怒挣，促使血压急剧上升，造成中风甚至猝死。

中医认为，过食辛辣厚味、过服温补之品等可致肠道燥热，伤津而便秘，这种便秘称为热秘；老年体衰或脾胃内伤，气血两虚，气虚大肠传送无力，血虚大肠滋润失养，肠道干涩，而成虚秘；情志不舒、忧愁思虑、久坐少动、久病卧床等引起气机郁滞，致使大肠传导失职，而成气秘；年高久病，脾肾阳衰，肠道传送无力，排便艰难，而成冷秘。

刮痧治疗便秘的基本方法

人体的经络系统就像一个"桥梁"，联系着人体的内部和外部。

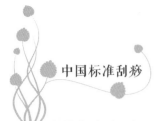

刮痧疗法可以通过刺激脏腑背部俞穴，振奋经络之气，平衡阴阳，调畅气血，从而使脏腑功能协调；通过刮摩腹部，增强肠胃蠕动，提高消化功能，促进排泄，刮痧疗法对防治功能性便秘有非常好的效果。

刮痧治疗便秘的部位主要集中在腰骶部、腹部和下肢区域，可以在家人的帮助下完成治疗。

刮痧重点

◎背部：足太阳膀胱经——大肠俞、八髎
◎腹部：足阳明胃经——天枢、水道；足太阴脾经——大横
◎下肢：足阳明胃经——足三里；足太阴脾经——三阴交

1. 刮腰骶部（参照图98）

取俯卧位，背部朝上，从上向下刮拭腰骶部，从小肠俞刮至八髎穴（第一、二、三、四骶骨孔中），也可以从八髎穴向左、右斜上方刮拭，沿上、次、中、下髎进行刮拭，刮成倒"八"字形，使痧痕成倒三角形为佳。刮完后，在骶后孔处用刮痧板边角进行点压按揉，以提高疗效。刮腰骶部手下会感觉到"坑坑洼洼"，患者也许会有酸、胀、重、麻感，这是因为骶后孔有神经分布的原因，这些现象都是正常的。

由于这些部位肌肉较少，刮的时候一定注意不可刮破皮肤，特别是给瘦人或老年人刮的时候更应该注意，手法一定要轻柔，必要时可改为点按这些穴位，次数一般为 10～20 次，刮至皮肤稍稍泛红出痧为止。

2. 刮腹部（参照图73）

取仰卧位，先刮拭腹部区域。首先用手顺时针摩擦或按揉脐周 5～10 圈，消除紧张情绪，放松腹部。之后在脐下，用边刮法、重刮法开始向下刮，一直刮到会阴部，由内向外依次刮拭小腹部胃经和

足太阴脾经循行区域，主要从天枢穴刮至归来穴，从大横穴刮至冲门穴，每部位刮拭 20 ~ 30 次为宜，刮完一侧后刮另一侧。

3.刮下肢

取仰卧位，用直线刮法刮拭小腿外侧足阳明胃经循行区域和内侧的足太阴脾经循行区域，外膝眼下 3 寸处的足三里穴（参照图 88）和内踝上 3 寸的三阴交（参照图 91）穴进行点压法、按揉法，双下肢依次进行，以达到调理脾胃、增强胃肠蠕动的效果。

此外，在刮背部时，可配合使用拔罐之走罐法，在脊柱双侧往返走罐各 10 ~ 15 次，可提高效果。

刮痧加减

如果伴有以下症状的话，还可以采取相应的方法以加强疗效。

如果食后腹胀便秘，可以加刮"三脘"区域。"三脘"指的是上脘、中脘和下脘穴，位于我们上腹部的中央，刮的时候要从上往下的方向，由胸骨下方开始，一直刮到脐上，可以边刮边揉，刮拭面尽量拉长。

注意：如果有胃溃疡、胃出血，或者患有肝硬化伴有腹水的时候就不能用刮痧治疗了。此外，不可在空着肚子或吃得太饱的情况下刮痧，最好在饭后一小时之后再治疗。

如果最近常吃辛辣的食物，又不太喝水，大便很干，这是体内有"热"，即热秘，还可以加刮上肢手阳明大肠经曲池、合谷等穴位。

如果最近老是生闷气，见谁都想发火，那"肝火"就比较旺，即气秘，还可以加刮手背虎口处的合谷、足背部的太冲等穴位。

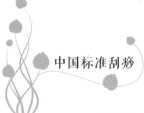

如果消化功能不太好，身体消瘦，怎么吃都不胖，就是脾脏虚弱，"运化"功能低下，即虚秘，可以加刮背部足太阳膀胱经脾俞、腹部任脉气海等穴位。

如果伴有小腹冷痛，不敢吃凉东西，即冷秘，还可以加刮腹部任脉气海至关元一线，以温阳驱寒。

我们都知道，人体新陈代谢的废物或者说人体的毒素主要就是通过大小便、汗液和呼吸道等方式或管道排出体外，如果这四个通道有一个通道不顺畅，都会影响人体整个代谢的过程。在刮痧重新打通这些通道之后，还要注意养成良好的饮食、睡眠及排便习惯。

通常情况下，早晨醒来，大家多会有要去卫生间的感觉，但有的时候却没有，即使这样，也不要放弃，要坚持每天在固定的时间点去卫生间，就像我们平常开玩笑说的"去培养便意"。长此以往，会对机体形成一个良性的刺激，形成一个排便生物钟。同时也建议选择相对方便而又固定的时间段进行刮痧，定时对机体产生良性刺激，促进胃肠的蠕动。

便秘患者自我调理常识

（1）饮食中必须有适量的纤维素，主食不要过于精细，要适当吃些粗粮。建议早晚空腹吃一个苹果，或每餐前吃一个香蕉。

（2）晨起空腹饮一杯淡盐水或蜂蜜水，配合腹部按摩或转腰，让水在肠胃移动，加强通便作用，全天都应多饮凉开水以助润肠通便。

（3）进行适当的体力活动，加强体育锻炼，比如仰卧屈腿、深蹲起立、骑自行车等，都能加强腹部的运动，促进胃肠蠕动，有助于促进排便。

（4）严重习惯性便秘者，必须配合药物治疗，并养成定期清洁肠道的养生习惯，在医生指导下服用一些清肠排毒药物。

（5）每晚睡前，按摩腹部。用双手重叠，从右下腹开始绕脐以顺时针方向做圆圈形按摩，用力要均匀，每晚按摩5分钟。

（6）保健食品辅助。每晚饭后食2～4粒康而福通泰胶囊，它是一个保健食品，能促进肠道蠕动，调节免疫力，帮助你建立早晨排便习惯，彻底摆脱便秘。

肠易激

看到这里可能有人郁闷了，我有时肚子痛、肚子胀，大便一会儿很干，一会儿又变得稀，是泄泻还是便秘呢？如果这样的话，你可能已经患上了"肠易激综合征"。肠易激的腹痛、腹胀，主要集中在下腹部；排便习惯改变，如出现腹泻，排便达到每天3～5次，少数严重发作期可达十数次，或大便干，排便困难；或大便性状的改变，如大便变成了稀糊状，稀水样或粪便干结，呈羊粪状。

简单地说："肠易激综合征" = "腹痛" + "便秘" + "泄泻"。本病临床可分为腹泻型、便秘型、腹泻便秘交替型以及胀气型等类型。患者中以中青年居多，女性多见。该病的病因尚不明确，但情绪因素、饮食、药物等会诱发该病。

肠易激综合征与传统中医学的"泄泻""腹痛""便秘"等相似。

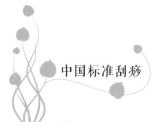

中医学认为该病的主要病机是脏腑运化功能失调而致，与肝、脾、肾有着直接的关系，治疗上也多从此三脏入手，刮痧治疗该病主要选取背部、腹部、下肢部位的穴位。

1. 刮背部（参照图 67）

先取俯卧位，让家人从背部足太阳膀胱经的脾俞穴沿脊柱两侧一直刮到大肠俞，每侧 20 ～ 30 次。

2. 刮腹部（参照图 73）

取仰卧位，刮拭腹部脐下正中任脉部位，主要从气海刮至中极穴，刮拭 20 ～ 30 次，同时向下刮脐旁的天枢穴，促进蠕动。

3. 刮下肢部位（参照图 84、85）

之后分别刮拭小腿外侧足少阳胆经循行区域和内侧足太阴脾经循行区域，重点刮拭阳陵泉（参照图 90）、阴陵泉、三阴交（参照图 91）等穴位，最后点按双腿上巨虚、足三里（参照图 88）穴。每个部位刮拭 20 ～ 30 次。

肠易激综合征的调理

腹泻者宜遵守上述的饮食"五宜"原则，限制食用加重腹泻的食物，包括咖啡因、酒精、乳制品、高糖、高脂食物等。在此基础上，要建立良好的生活习惯，调整生活规律，让自己有充足的睡眠，加强锻炼，增进体质。除此之外，不同体质的患者也要特别注意，比如：

（1）对乳糖不耐受患者应减少牛奶或乳制品的摄入。

（2）便秘者宜增加膳食纤维，足量饮水，规律运动可以减轻便秘。

（3）腹胀和矢气患者还应少吃或不吃豆类和其他含易发酵碳水化合物的食物。

（4）精神紧张者，应解除紧张情绪，消除心理负担，增强信心。

刮痧知识：推刮法

有时在家里给亲朋好友刮痧的时候，可能会由于场所的限制，无法根据人体刮拭部位调整自己（操作者）站立的位置，这该怎么办呢？这时可以采用推刮法（参照图26），就是刮痧时，刮拭的方向与术者站立位置相反的方向进行刮拭。如术者在患者的右侧前方，刮拭患者左侧颈肩部时，宜采用此法。所谓顺为刮，逆为推，是指刮板朝操作者方向移动为刮，背逆操作者的方向移动为推。

你是不是为这样的情况而尴尬呢？一遇到开会的时间，会前就不敢多喝水；或者开会期间老忍不住去卫生间；或者晚上经常起夜，睡眠质量下降。这让自己感到身心疲惫，却难于向他人说清楚。其实，这很可能是得了慢性前列腺炎。

　　慢性前列腺炎的典型症状是尿频、尿急、尿痛、夜尿多。局部症状还有排尿不畅，尿后滴尿，尿道口有白色黏液分泌物，尤其清晨排便时多见；腰骶、会阴、下腹部、肛周多有不适；偶有血精和射精后疼痛等局部症状。

　　除此之外，长期的炎症刺激还会引起全身症状，主要表现为神经衰弱、腰膝酸软、头昏乏力、失眠多梦以及性功能障碍的阳痿、早泄、遗精、性欲低下等。

　　慢性前列腺炎的症状表现多样化，但症状与炎症轻重不成正比，有些患者前列腺液中含有大量脓细胞却无症状，而有部分患者前列腺液检查正常或接近正常，但表现的症状却很重。因而自我感觉不适时，要及时去医院进行诊治。如果不及时规范治疗，反复发作，经久不愈会带来不可言状的痛苦。

　　中医将上述症状称为"淋证"，看到这里可能很多人会紧张。这里的"淋证"跟大街小巷所张贴的淋病广告不是一回事。淋病是性传播疾病之一。而中医的"淋证"是指小便频、量少，尿道灼热疼痛，排尿不畅，或以小腹拘急、痛引腰腹为主要表现的病症。可见于现代医学的泌尿系感染、泌尿系结石，如膀胱炎、前列腺炎、肾结石等。多因嗜酒太过，或多食肥甘之品，酿成湿热，结于下焦，或情志不畅，郁怒伤肝，气火郁于下焦，或年老体弱，久病不愈，脾肾亏虚，中气下陷，肾精不固而发病。

刮痧治疗前列腺疾病的基本方法

刮痧可以放松心情，给前列腺做一次全面的"按摩"，让它慢慢地不那么紧张，恢复正常的功能。

1. 刮背腰部（参照图98）

首先用平补平泻法直线刮拭腰部脊柱旁开2～4指范围的足太阳膀胱经循行区域，从肾俞穴刮至膀胱俞穴，每侧刮拭20～30次，以局部温热或出痧为度。

2. 刮腹部（参照图73）

再用颤刮法刮拭脐下任脉的关元、中极穴区，刮拭20～30次。

3. 刮小腿（参照图85）

之后刮拭小腿胫骨内侧足太阴脾经循行区域，主要从膝盖下的

> **刮痧重点**
>
> ◎背腰部：足太阳膀胱经——肾俞、膀胱俞
> ◎腹部：任脉——关元、中极
> ◎下肢：足太阴脾经——阴陵泉、三阴交；足少阴肾经——太溪；足厥阴肝经——太冲

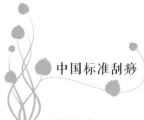

阴陵泉穴刮至踝骨上的三阴交穴（参照图91），每侧刮20～30次；然后刮拭内踝尖与跟腱之间的足少阴肾经太溪穴处，可用角刮法，也可点压按揉，每侧刮拭10～20次即可。

4. 刮脚背

最后用角刮法刮拭脚背第一、二跖骨后的凹陷处的足厥阴肝经的太冲穴，也可短距离直线刮拭，也可点压按揉，每侧刮拭10～20次即可。

刮痧加减

如果以小便频数、灼热刺痛、色黄为主要症状时，可以加刮或重点刮拭足太阴脾经阴陵泉，足太阳膀胱经膀胱俞、白环俞等穴；如果以小便涩滞不畅、小腹胀痛为主要症状时，可以加刮或重点刮拭足厥阴肝经太冲、任脉中极等穴；如果以小便排出无力、乏力神倦为主要症状时，可以加刮或重点刮拭任脉的关元穴，足太阳膀胱经的肾俞、脾俞等穴。

前列腺疾病自我调理常识

对于前列腺疾病，不仅要做好相应的治疗措施，而且还要改变生活中的某些不良习惯，做好自我保健。饮食上应忌酒及辛辣食物，不要长时间骑自行车，性生活不能过于频繁，规律合理的性生活对慢性前列腺炎的治疗有一定的帮助。

此外，前列腺按摩有非常好的疗效，每周 1 ～ 2 次，以清除郁积的前列腺液。也可以温水坐浴，每日 1 次，每次 20 ～ 30 分钟，促进康复。不过，若接受药物治疗，一定要到专科医院进行详细检查和治疗。

刮痧知识：颤刮法

为了加大刺激力度，可使用颤刮法（参照图 21），用刮痧板的边角向下按压，并做快速有节奏的颤动，每分钟 100 次以上；或在颤动时逐渐移动刮痧板。此法宜用于深部病变和痉挛性疼痛的病症，如胁肋痛、胃痛、小腹痛和小腿抽筋等。

月经病——月经不调、痛经的刮痧

健康育龄女性的卵巢发生周期性变化，不断有卵泡发育、成熟、排出，同时伴有性激素分泌的变化。由性激素调控的子宫内膜也随之发生增生、脱落和修复的周期性改变。当子宫内膜脱落出血，自阴道流出，便称为月经。由于生活压力、生育、流产等原因，很多女性刚过 30 岁，面部就开始出现色斑、皱纹，乳房干瘪萎缩、松弛，阴道分泌液减少，性功能减退，失眠，烦躁，潮热，盗汗等症状，甚至月经不调。

月经不调是指月经的周期、经色、经量、经质出现异常改变，它包括月经先期、月经后期、月经先后无定期，或月经周期较以往提前 7 日以上，甚至十余日一行，或月经推迟 7 日以上，甚至 40 ~ 50 日一潮。女性月经不调患病率在逐年增加，并且患病年龄越来越早，尤以白领女性群体高发。引起月经不调的原因很多，如精神因素、劳累过度、生活规律改变、饮食改变、环境改变、寒冷刺激、激素的使用等。

现代医学认为月经是受垂体前叶和卵巢内分泌的激素调节，而呈现的有规律的周期性子宫腔流血。如果"丘脑下部 – 垂体 – 卵巢"三者之间的动态关系失去平衡，则导致其功能异常而产生月经不调。

中医认为，月经多与肾、肝、脾有密切关系，肾气旺盛，肝脾调和，冲任脉盛，则月经按时而下。若肝、脾、肾三脏，气血、冲任二脉功能失调，以及外受风、寒、湿邪等均可致其失调。

刮痧治疗月经不调的基本方法

刮痧简便易行，对月经失调有较好的调治效果。有的女性朋友认为这是一个比较私密的问题，有时候不太想因为此事向单位请假来医院做治疗，刮痧治疗可以帮助解决这个难题。下班回家边听音乐，边进行刮痧保健，既可以减轻烦恼，又可以不耽误上班时间，何乐而不

> **刮痧重点**
>
> ◎背部：足太阳膀胱经——肝俞、肾俞
> ◎腹部：任脉——气海、关元；经外奇穴——子宫
> ◎下肢：足太阴脾经——血海、三阴交；足少阴肾经——太溪、大钟

为？刮痧的时候主要选取背部的足太阳膀胱经、小腹部和下肢区域为主，需要在家人的协助下完成。

1. 刮背部（参照图67）

先取俯卧位，刮拭背部脊柱正中旁开1.5寸，约2指，足太阳膀胱经第一侧线，主要刮拭背腰段，从肝俞开始一直刮至肾俞穴，每侧刮拭20～30次即可。

2. 刮小腹部（参照图73）

取仰卧位，用边刮法、重刮法刮拭小腹部正中任脉循行区域，从脐下气海穴向下经关元穴、中极穴刮至会阴上的耻骨联合外，重点刮拭关元、气海穴位，也可用摩擦法、按揉法；然后用轻刮法刮拭

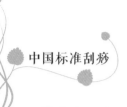

经外奇穴子宫穴区（脐中下 4 寸，前正中线旁开 3 寸），各部位刮拭 20 ～ 30 次即可，以调理冲任。

3. 刮下肢（参照图 85）

刮拭下肢内侧的足厥阴脾经循行区域，以膝关节为界分上下两段，由上向下刮拭，重点刮拭膝关节上股内侧肌隆起处的血海穴（参照图 87）、小腿胫骨内侧内踝上 4 指处的三阴交穴（参照图 91），也可用点压法、按揉法，其他部位以轻手法相连刮拭。最后用弧线刮法围绕内踝尖后下方刮拭，即刮拭足少阴肾经太溪穴、大钟穴、照海穴，每侧刮拭 10 ～ 20 次即可。

刮痧加减

如果月经提前，而且经色较淡、容易疲劳乏力的话，还可以加足三里（找穴时左腿用右手、右腿用左手，以食指第二关节沿胫骨上移，至有突出的斜面骨头阻挡为止，指尖处即为此穴）。

如果月经提前，质地稠，颜色深，伴有便干、尿黄的话，还可以加刮足背部第一、二跖骨之间的足厥阴肝经的行间、太冲穴。

如果月经延迟、量少、色暗，伴有小腹冷痛的话，还可加刮背部脊柱正中第 2 腰椎棘突下凹陷处的命门穴、腹部足阳明胃经的归来等穴。

如果月经延迟，并经常在月经前或经期发火，伴有小腹、两胁、乳房胀痛的状况，还可以加按足厥阴肝经的太冲、期门等穴位。

月经不调可以由多种原因引起，如子宫肌瘤、子宫内膜息肉、多囊卵巢综合征、子宫内膜异位症等。对继发性月经失调者在刮痧调经的同时应积极治疗原发病。刮痧调治月经不调时，一般多在经前5~7日开始刮痧，连续5~7次，经期不宜，至下次月经来潮前再刮。

月经不调保健常识

许多女性发生月经失调后，只是从子宫发育不全、急慢性盆腔炎或子宫肌瘤等妇科疾病去考虑，而忽视了生活因素。殊不知，有些月经失调不一定是妇科病，生活中很多因素，包括许多的不良习惯，都是导致月经失调的罪魁祸首，如压力、贪凉、节食、便秘、滥用激素（包括一些化妆品、营养保健品中的非法添加剂）、吸烟等。所以调理月经，也要从改变生活习惯着手。

痛 经

伴随月经不调的另一常见症状就是痛经。当出现经期或行经前后、周期性的下腹部疼痛，常蔓延到骶腰背部，甚至涉及大腿及足部，或伴有乳房胀痛、肛门坠胀、心烦、失眠、头痛、头晕、恶心、乏力等症状时，基本上可以判断患有痛经了。

痛经分原发性和继发性两种。原发性痛经指盆腔器官没有明显异常而痛经者，也称功能性痛经；继发性痛经则指生殖器官有明显病变者，如子宫内膜异位症、盆腔炎、肿瘤等。原发性痛经病因目前尚

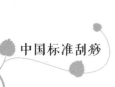

未完全明了，可能由于子宫肌肉痉挛性收缩，导致子宫缺血而引起痛经，与精神因素密切相关。

传统中医认为本病与肾脏的功能有着直接的关系，并和肝脾、气血、冲脉、任脉、胞宫等相关。因此，治疗以补肾、健脾、疏肝、调理气血为主。刮痧能够调理脏腑，疏通经脉，能够缓解上述各种痛经带来的痛苦，尤其是在月经来前的 3 ~ 5 天进行刮痧，效果更好。

刮痧治疗痛经的基本方法

痛经刮痧主要选取背部的足太阳膀胱经、小腹部以及下肢的区域。

1. 刮背部（参照图 67 ）

先取俯卧位，用直线刮法，刮拭背腰骶段脊柱两侧足太阳膀胱经循行线，从肝俞开始经过胆俞、脾俞、胃俞、三焦俞、肾俞、气海俞、大肠俞刮至八髎穴，每侧各刮 20 ~ 30 次即可。刮拭背部也可分两段进行，如先从肝俞刮至肾俞，再从肾俞刮至八髎穴。

2. 刮小腹部

取仰卧位，用刮痧板或手按揉腹部，消除紧张情绪后进行下一步骤。用直线边刮法，刮拭脐下任脉部位（参照图 73 ），从气海穴到曲骨穴，重点刮拭气海穴、关元穴，

> **刮痧重点**
>
> ◎背部：足太阳膀胱经——胆俞、脾俞、三焦俞、肾俞、气海俞、八髎
>
> ◎腹部：任脉——气海、关元；足少阴肾经——中注、大赫
>
> ◎下肢：足阳明胃经——足三里；足太阴脾经——三阴交

一般刮 20 ~ 30 次，然后在气海穴、关元穴进行颤刮法 1 分钟左右。用角刮法刮拭任脉两侧的足少阴肾经循行区域（参照图 74），从中注穴到横骨穴，自上而下，均匀和缓，每侧各刮拭 20 ~ 30 次。

3. 刮下肢（参照图 84、85）

用直线刮拭法，刮拭小腿外侧足阳明胃经循行区域，从足三里穴刮到丰隆穴，要重点刮拭足三里穴区 20 ~ 30 次。之后刮拭下肢内侧足太阴脾经循行区域，以膝关节为界，分上下两段刮拭，每侧各刮 10 ~ 20 次即可。

刮痧加减

如果自我感觉小腹发冷的话，还可以用艾灸法来加强疗效。可以取关元、气海、神阙、子宫、曲骨、三阴交等穴，每次任意选用 3 个穴，每穴施灸 20 分钟左右，连续治疗 5 天，灸至皮肤稍稍发红即可，切不可灼伤皮肤。

痛经的综合调理

1. 饮食调理

在平时要尽量少吃过甜、过咸的食物，应该多吃蔬菜、水果、鸡肉、鱼肉，并补充钙、钾、镁等多种矿物质，因为实验证明它们都有缓解痛经症状的功效，尽量不要喝咖啡、茶、可乐、酒等含有咖啡因和酒

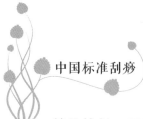

精的饮料。经期勿贪凉，生冷尤须忌，忌食生冷瓜果、冰镇饮料。

2. 注意保暖

要保证身体，特别是小腹、盆腔部位的暖和，一定不能"要风度不要温度"，勿赤脚涉水，勿用冷水洗涮。

3. 洗温水澡

在经期或月经前洗温水澡，会帮助松弛肌肉，达到缓和疼痛的目的。但在经期尽量不要进行盆浴或泡澡，以免造成感染。

4. 适度运动

在月经来临前夕，走路、慢跑、瑜伽等适度的运动都对痛经症状的缓解有好处。

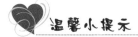

温馨小提示

　　刮痧并非人人适宜，也并非凡病可用，对于年老身体过度虚弱者以及年幼体虚的小儿，刮痧要有专业的刮痧师指导。

　　月经期妇女的腹部禁刮。因此痛经的刮痧调理，最好避开经期，在经期前或后刮痧为佳，否则容易造成经期出血量大等情况发生。此外，孕妇的腹部、腰骶部禁止刮痧，否则会有引起流产之虑。如果刮痧数次后，疼痛仍不能缓解，应到医院做进一步检查。

刮痧知识：刮痧禁忌证

　　刮痧疗法是家庭常见病的保健康复良方，但刮痧不能包治百病，也不是人人皆宜，更不能随心所欲，以下情况不宜刮痧或慎用刮痧。

　　（1）有严重心脑血管疾病、肝肾功能不全、全身水肿者。因为刮痧会使人皮下充血，虽促进血液循环，但对水肿者不利，容易造成皮肤损伤，这会增加心、肝、肾的负担，加重病情。

（2）孕妇的腹部、腰骶部禁止刮痧，否则有引起流产的可能。

（3）凡体表有疖肿、破溃、疮痈、斑疹和不明原因包块处禁止刮痧，否则会导致创口的感染和扩散。

（4）急性扭伤、创伤的疼痛部位或骨折部位禁止刮痧，因为刮痧会加重伤口处的出血。

（5）接触性皮肤病传染者要一人一板，严格消毒，不然会将疾病传染给他人。

（6）有出血倾向者，如糖尿病晚期、严重贫血、白血病、再生障碍性贫血和血小板减少患者不要刮痧，因为这类患者在刮痧时，所产生的皮下出血不易被吸收。

（7）过度饥饱、过度疲劳、醉酒者不可接受重力、大面积刮痧，否则会引起虚脱。

（8）眼睛、口唇、舌体、耳孔、鼻孔、乳头、肚脐等部位禁止刮痧，因为刮痧会使这些黏膜部位充血，而且不易康复。

（9）精神病发作期禁用刮痧法，因为无法配合来发挥刮痧的治疗效果。

（10）患者身体极度瘦弱，皮肤失去弹力，或背部脊骨凸起者，慎用刮痧。

（11）刮痧时冬季应注意保暖，夏季应回避风扇直吹刮痧部位。

（12）前一次刮痧部位的痧斑未退之前，不宜在原处再次进行。

（13）刮痧后30分钟内忌洗凉水澡。

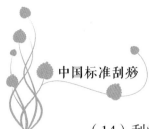
（14）刮痧期间忌食生冷瓜果和油腻食品。

关于这些有关刮痧的禁忌，在家中自行刮痧时一定要弄清楚，如果身体确有上述方面的疾病，就不要选择刮痧这种疗法，应该在医生的指导下进行合理的治疗。

乳腺增生——乳房胀痛的刮痧疗法

作为女性，你是否曾经出现过周期性的乳房疼痛呢？这种症状每个月的月经前会加剧，而在月经后疼痛会减退或消失，特别是在乳房的外上侧及中上部疼痛更为明显，严重的话，疼痛会一直持续，并且有可能连带着腋部、肩背部、上肢等处也疼痛。触诊可发现乳房中有类似肿块的东西。这个时候可就要注意了，这是乳腺增生的征兆。

乳腺增生本质上既不是炎症，也不是肿瘤，而是乳腺正常组织结构的紊乱，主要是由于内分泌激素失调引起，和婚育情况、平时的饮食、生活环境等因素都有关系。随着社会节奏的加快和工作学习压力的增大，据调查，有70%～80%的女性都有不同程度的乳腺增生，并且多见于25～45岁的女性，近些年来该病发病率呈逐年上升的趋势，年龄趋于低龄化。

乳腺增生有很多类型，有的是生理性的，有的则是病理性的。生理性的不需特殊处理也可自行消退，有的在妊娠、哺乳后症状完全消失，有的在绝经一两年后自愈。而病理性的，特别是囊性增生类型存在癌变的可能，因此需要积极治疗，一定不要掉以轻心，最好是去医院找专科大夫确诊后再进行治疗。

中医认为，乳腺增生是由于各种原因导致肝郁气滞或冲任失调而造成的，应予疏肝解郁，调摄冲任为大法进行诊治。

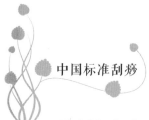

刮痧治疗乳腺增生的基本方法

刮痧能够行气调血，疏肝解郁，活血通络，调理冲任。虽然生理性的乳腺增生可以不用治疗，但是家庭保健刮痧能够缓解症状和阻止其向病理性的发展，对于囊性增生也有很好的治疗作用。乳腺增生的刮痧治疗部位主要有背部、乳房、胸胁部、下肢。

刮痧重点

◎肩背部：足少阳胆经——肩井；足太阳膀胱经——肝俞、脾俞、肾俞

◎乳房

◎胸胁部：任脉——膻中；足阳明胃经——屋翳、乳根；足厥阴肝经——期门

◎下肢：足阳明胃经——足三里；足太阴脾经——三阴交

1.刮肩背部

先取坐位，用弧线泻刮法刮拭肩部足少阳胆经肩井穴区，肩井穴可采用点压法、按揉法（参照图62）；然后用点压法、按揉法或轻刮法刮拭肩胛部足少阳胆经天宗穴区；之后刮拭脊柱两侧足太阳膀胱经（参照图67），从肝俞刮至肾俞，重点刮拭肝俞、脾俞、肾俞，每一部位刮拭 20 ~ 30 次为宜。

有学者指出乳房背部对应区是关键刮拭部位，比单纯刮拭经络穴位疗效显著，刮拭乳房背部对应区，减轻或消除胸椎间盘对脊神经根的压迫，促进乳房的气血运行，对乳腺增生能起到较好的防治效果。

2.刮乳房

取坐位，暴露双乳，首先在乳房上涂抹刮痧乳，从乳房四周边缘轻轻向乳头方向，用轻刮法以均匀力度刮拭，手法宜轻且柔和，每一部位刮拭 10 ~ 20 次为宜，乳头部位禁刮。在红肿胀痛处施以摩擦

手法，有硬块的地方可轻揉数次，促进肿块柔软消散。

3. 刮胸胁部（参照图68）

取坐位，首先采用轻刮法刮拭胸部正中任脉，重点刮拭两乳头连线中点部（膻中穴区）（参照图71）；然后用刮痧板薄面边缘，采用轻刮法、角刮法沿肋间隙由内向外刮拭第2、5、6肋间隙（足阳明胃经屋翳、乳根穴区；足厥阴肝经期门穴区），每一部位刮拭10～20次为宜。

4. 刮下肢（参照图84、85）

取坐位，用直线刮法刮拭小腿外侧足阳明胃经和内侧足太阴脾经循行区，重点刮拭足三里（参照图88）和三阴交穴区（参照图91），每侧刮拭20～30次为宜。

刮痧加减

如果乳房肿块和胀痛因喜怒而加重者，症属气滞痰凝，可以加刮足厥阴肝经太冲、足太阳膀胱经肝俞。

如果每次月经来前加重，月经过后减轻者，症属冲任失调，可以加刮或重点刮拭足太阴脾经血海、三阴交，足太阳膀胱经肝俞、肾俞等穴。

乳腺增生的综合调理

1. 预防

（1）保持心情舒畅、情绪乐观是乳腺增生的最好防御武器。情

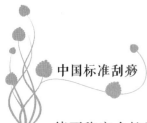

绪不稳定会抑制卵巢的排卵功能，使孕酮减少，雌激素增多，导致乳腺增生。

（2）妊娠、哺乳是女性身体的正常功能，对乳腺功能是一种生理调节，因此，适时婚育、哺乳，有助于调节乳腺生理功能。

（3）生活要有规律、劳逸结合，保持性生活和谐。调节内分泌失调，保持大便通畅会减轻乳腺胀痛，可以对乳腺增生的预防起到一定作用。

（4）避免使用含有雌激素的面霜和药物。长期使用含有雌激素的面霜，使体内雌激素水平相对增高，久之可诱发乳腺增生。

（5）患有其他妇科疾病的人也容易患有乳腺病，如月经周期紊乱、附件炎患者等。

此外，乳房的自我按摩也是非常有效的，只要坚持刮痧，并加以按摩，基本都可以治愈或改善。

2. 自我按摩

（1）推抚法：取坐位或侧卧位，充分暴露胸部。先在乳房上涂抹刮痧油或刮痧乳，然后双手全掌由乳房四周轻轻向乳头方向推抚20～30次。

（2）揉压法：以手掌上的小鱼际或大鱼际着力于患部，在肿块处施以轻揉手法，有硬块的地方反复揉压10～20次。

（3）捏拿法：以右手五指着力，抓起患侧乳房部，施以揉捏手法，一抓一松，反复20～30次。左手轻轻将乳头揪动数次，以扩张乳头部的输乳管。

（4）摩擦法：用指掌由颈、肩向腋窝下按摩，再由胸下向上向外推擦，然后由乳头向外侧摩擦至腋下淋巴结处，按摩三遍。

❀❀ 刮痧知识：摩擦法、旋转法

　　乳房是人体的敏感部位，手法宜轻，不宜过于剧烈，摩擦法是刮拭乳房的常用手法（参照图27）。摩擦法是针对刮痧板接触体表部位分类而命名的一种刮痧手法，操作时将刮痧板与皮肤直接紧贴，或隔衣布进行有规律的旋转移动，或直线式往返移动，使皮肤产生热感。由于接触面积比较大，刮拭力度比较分散，适用于人体敏感部位的刮痧，宜用于麻木、发凉或绵绵隐痛的部位，如肩胛内侧、腰部和腹部；也可用于刮痧前，使患者放松，如头部、腹部、乳房部位等；旋转法（参照图25），即是刮痧时做有规律的顺、逆时针方向旋转刮拭，力量适中，不快不慢，有节奏感，此法宜用于腹部肚脐周围、女性乳房周围和膝关节髌骨周围。

十六 痤疮——青春痘的刮痧

　　小江是一位模特，"脸面"对这个职业来讲就是饭碗，但是这两天因为脸上和背上的"痘痘"，她不得已推掉了好几次大型的演出，钱少赚了不说，关键是少了许多发展的机会。她以前因为忙，也曾偶尔出现过"痘痘"，但是都是小个的，抹点化妆品也可以遮住，不影响演出。但是这次的"痘痘"就有点肆虐了，又大又红还多。朋友们也推荐了貌似很管用的方法，但最终没什么效果。小江的饮食也相当清淡，休息也规律了许多，但"痘痘"对她的"温柔"一点儿也不领情，霸占着"领地"迟迟不离开，让小江很是烦恼。

　　其实这并不是小江一个人的烦恼。"痘痘"就是"青春痘"的简称，同时也有"痤疮"的雅名，此外它的俗名还有粉刺、暗疮等。中医称之为面疮、酒刺，是一种发生于毛囊皮脂腺的慢性皮肤病，是皮肤科的常见病、多发病。它的主要特点就是喜欢在头面部、颈部、前胸后背等皮脂腺丰富的部位起"痘痘"。

　　其中一种"痘痘"是黑头粉刺，特征就是毛囊性丘疹的中央有一黑点；另一种为白头粉刺，特征是"痘痘"周围色红，挤压有米粒样白色脂栓排出；还有一种为无黑头、呈灰白色的小丘疹。若发生炎症，粉刺发红，顶部发生小脓疱，当破溃痊愈后，可遗留暂时色素沉着或有轻度凹陷的瘢痕等影响美观的不利因素。在青春期，有95%的男性和85%的女性患过不同程度的痤疮。

此外，现在流行"后青春时期"的说法，就是说有的人在过了青春期之后仍被"痘痘"打扰。因而青少年不一定都会长青春痘；而青春痘也不一定只长在青少年的身上，它的发病人群以 15～35 岁为主。

在青春期起"痘痘"，大家一般能理解，就是青春期机体内激素分泌失衡，间接造成皮脂分泌过于旺盛，皮脂在毛孔中累积、突起，使皮肤长痘。此外还有就是皮肤属于油性的朋友，皮脂腺天生过于发达，皮脂分泌过旺，毛孔被堵塞，或者是因为其他原因导致排油不畅而成为"痘痘"。

让大家困惑的就是"后青春时期"的"痘痘"。大家注意观察的话，可以发现"后青春时期"起"痘痘"的朋友多有下列情况中的一项或者多项：①经常加班、熬夜，睡眠严重不足；②工作、生活、精神压力大；③饮食不规律，偏爱甜食、油腻、辛辣等食物；④患有不同程度的便秘；⑤爱美的女性朋友，长时间外涂化妆品，增加堵塞毛囊口的机会。

了解了这些信息，理解"痘痘"的病机就容易了，痤疮多由肺胃湿热、外感毒邪、热郁内蕴、血瘀痰结、脉络不通所致。治疗上就应该清热泻火、凉血消肿、通经活络。

刮痧治疗痤疮的基本方法

痤疮，简单地理解就是"毒素"聚积在体内排不出来，只有通过全身调节，恢复各脏腑功能的相互配合，保证新陈代谢的正常，才可以排除"毒素"。

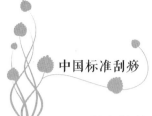

刮痧就是通过刮拭相应部位来调节脏腑的功能，使之恢复正常，从而达到脏腑自我调节，排除体内毒素的目的。这一点主要体现在刮痧部位的选择，背部是刮痧治疗痤疮的必选之处。

1. 刮背部（参照图 65、67）

采用直线边刮法刮拭背部正中线督脉颈椎最高点处的大椎至第 2 腰椎棘突下凹陷处的命门穴，通过刮拭能泻阳经之热，清利三焦，祛瘀通络活血；其次用角刮法刮拭与大椎至命门相平行的双侧夹脊穴，再用边刮法刮拭脊椎两侧足太阳膀胱经的肺俞、肝俞、脾俞、大肠俞至小肠俞，每侧各刮 20 ~ 30 次，以散肺胃之热，行气化瘀，祛除体表之邪。

2. 刮上肢外侧（参照图 78）

用直线刮法刮拭上肢外侧的手阳明大肠经循行区域，主要从屈肘时肘横纹外侧凹陷中的曲池穴刮至手背第一、二掌骨的凹陷中的合谷穴。

3. 刮下肢外侧（参照图 84）

刮拭下肢外侧的是阳明胃经循行区域，主要沿着胫骨前外侧从上往下刮拭，从膝盖下的足三里穴，经丰隆穴刮至外踝上，每侧各刮 20 ~ 30 次。之后点压按揉足背部第二、三趾间部位的内庭穴。

4. 刮下肢内侧（参照图 85）

最后刮拭下肢内侧的足太阴脾经循行区域，主要沿着胫骨内侧

刮痧重点

◎背部：督脉——大椎；经外奇穴——夹脊；足太阳膀胱经——肺俞、肝俞、脾俞、大肠俞

◎上肢：手阳明大肠经——曲池、合谷

◎下肢：足阳明胃经——足三里、内庭；足太阴脾经——阴陵泉、三阴交

缘后方刮拭，从膝盖内侧后下方凹陷处的阴陵泉穴刮至内踝上的三阴交穴，每侧各刮 10 ~ 20 次即可。

通过这些部位的刮痧，既可以泻热，又可以调节脏腑，从而达到热毒祛而气机畅，"痘痘"随之而消的效果。但是还要注意一点，那就是长"痘痘"的地方是不适合刮痧的，比如满面痤疮就不要刮拭面部，同理其他长"痘痘"的部位也应避开。

刮痧加减

如果"痘痘"有脓头、肿痛，或者皮肤属于油性者，可以加刮或重点刮拭足阳明胃经天枢、足太阴脾经阴陵泉等穴。

如果"痘痘"与月经周期有关，或伴有月经不调、痛经，这时可以加刮或重点刮拭足太阴脾经血海、三阴交等穴。

痤疮的综合调理

1. 让皮肤充分呼吸

有的女性为了形象，喜欢涂粉底、遮瑕膏，把"痘痘"遮盖起来，这虽然可以获得一时的美观，但却对"痘痘"治疗不利。当脸部有"痘痘"时，应该避免化妆品过多覆盖，保持皮肤毛囊的通畅，让皮肤充分呼吸，通畅地排出油脂。

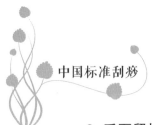

2. 手下留情

很多朋友看到镜子中的自己"不像样"，就会对"痘痘"咬牙切齿，忍不住用手去挤"痘痘"，其实这样很不好，首先是手上容易携带细菌；其次是挤压"痘痘"的时候很容易伤及真皮层，留下的凹洞和色斑终身消除不去，会留下永久的遗憾。而且在脸部的"三角区"随意挤压更危险，一旦感染，感染的血液会流向大脑而感染脑部，形成脑膜炎，后果非常严重。

3. 个人卫生要讲究

注意面部清洁，洗脸每天以 2 ~ 3 次为好；女性朋友千万不能带妆过夜，而且一定要卸妆彻底；同时让头发远离面颊，因为头发容易吸附细菌。

4. 调节情志

不要因为"痘痘"坏了心情，要乐观自信，坚持积极、合理的治疗。

5. 饮食方面

要注意"四少一多"，即少吃辛辣食物、油腻食物、甜食、发物，多食新鲜蔬菜等。因为过食糖和淀粉类食物可使皮脂腺分泌量增加；过食辛辣刺激性食物易使毛囊周围血管扩张，引起症状加重。应多吃含维生素 A 与维生素 B 的食物，因为维生素 A 能促进上皮细胞再生，以减少粉刺的发生；维生素 B 参与糖和脂肪代谢，从而起到调节皮脂腺分泌的作用。此外，还应定期服用一些清洁肠道的保健食品，如"通泰"胶囊等。

6. 生活方面

保证充足的睡眠，这样不仅能获得健康的体魄和充沛的精力，还是皮肤健美的秘诀之一。最好不吸烟，不喝酒及浓茶等，痤疮处于活动期或者炎症期，如丘疹、脓疮，要少晒太阳，避免风沙。养成良好的生活习惯和有规律的作息时间，保持排泄的通畅，防止便秘，若便秘没有从根本上解决，治愈痤疮基本上是不可能的。

刮痧知识：刮痧拔罐法（参照图42）

背部刮痧之后，在脊柱两侧足太阳膀胱经区域进行拔罐，可以明显提高疗效，有助于驱除火热之毒。刮痧拔罐法是刮痧与拔罐配合使用的一种有效方法，多用于背部和下肢部位。刮痧具有向内和移动的手法特点，拔罐具有向外抽吸的优点，两者配合，对颈肩痛、腰背痛以及失眠、痤疮、疲劳等病症有显著的效果。一般先刮痧，然后在刮痧的部位留罐或走罐，促进循环，加快排毒。

十七 厌食——食欲不振、消化不良的刮痧

俗话说："小儿身体好，大人忧愁少。"孩子是父母爱情的结晶，是家庭的欢乐和希望。然而生活中经常有这样的镜头：孩子没吃几口，就不肯吃了，摇头拒食，父母用尽招数追着宝宝喂饭、求着宝宝吃饭，无数父母在为孩子不肯吃饭而大伤脑筋。这其实已经向你拉响"警报"：孩子可能已经患有厌食症了。

近年来，由于生活水平的不断提高，小儿厌食症发生率在迅速增高。一些孩子由于长期挑食、偏食，最终导致体重下降、不想吃饭，甚至完全拒绝食物，成为父母的"心病"。喂养不当或过食肥甘，饮食不节或过度饥饱等不良的饮食习惯，是造成小儿厌食的主要原因。

小儿厌食是指长期的食欲减退或完全无食欲，甚至拒食。吃东西后，食物停滞在胃肠道不能消化，而出现腹胀饱满、腹痛，呕吐，大便腥臭，或稀或干。长期厌食可造成严重的营养不良或极度衰弱，形体干枯消瘦，头发稀疏，精神疲惫，饮食异常（如吃土、煤渣等），厌食症严重影响小儿的生长发育。

父母是孩子天然的儿科医生，特别是在预防孩子的疾病方面，有着他人不可替代的作用。日常学习并掌握一些保健技能，并加以正确的运用，就会使自己的孩子少得病甚至不得病而健康成长。刮痧作为一种非药物疗法，是家庭绿色保健方法的首选。当孩子有消化不良的情况时，可以用刮痧来调理脾胃，促进食欲。

刮痧治疗小儿厌食的基本方法

在中医上讲，小儿的脏腑还处在发育阶段，娇嫩之体很容易损伤，最常见的就是消化方面的问题。刮痧可以借外界柔和的刺激提高胃肠道的消化功能，并且减少孩子过小就服用药物的概率，使孩子能够自然、健康的成长。

此外，在孩子的眼里，父母是安全的港湾。刮拭时父母对孩子的抚摸还能够增强感情，有助于孩子情商、智商的发育。

1. 刮背部（参照图 67）

将孩子的身体翻转过来，刮拭背部脊柱旁开 2 ~ 4 指范围的足太阳膀胱经的背腰段，主要从脾俞一直刮到大肠俞穴，每侧刮拭 20 ~ 30 次即可，不强求出痧。

2. 刮腹部（参照图 73、74）

刮痧的时候，最好让小孩平卧

刮痧重点

◎背部：足太阳膀胱经——脾俞、大肠俞
◎腹部：任脉——中脘、关元；足阳明胃经——天枢
◎下肢：足阳明胃经——足三里、下巨虚

在床上，先用手按揉腹部，消除紧张情绪，让腹部肌肉稍微放松。然后用边刮法刮拭腹部正中任脉，以脐为中心，分段从上往下刮拭上腹部和下腹部，刮拭 10 ~ 20 次为宜，重点刮拭中脘、关元穴。之后刮拭腹部两侧足阳明胃经和足太阴脾经循行区域，每个部位用边刮法刮拭 10 ~ 20 次即可。最后用摩擦法或按揉法顺时针绕脐刮拭 5 ~ 10 次。

3. 刮下肢（参照图 84）

刮拭小腿胫骨前外侧的足阳明胃经循行区域，主要从膝盖下的

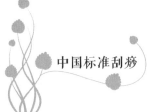

足三里穴刮至下巨虚穴，注意刮的时候用力要轻柔，切不可为了出痧而损伤小孩娇嫩的皮肤。

刮痧加减

对于小儿的刮痧，不管是从刮痧保健还是刮痧治疗，建议 10 岁以下的小孩先不要刮痧，可用捏脊替代或者仅用轻手法刮拭脊柱两侧。因为年龄较小的儿童在耐受性和配合性方面都比较差，若选择刮痧，可能辛苦半天，还没刮几下，孩子就不配合了。所以在选择刮痧时，要结合具体的情况，父母要注意和孩子的沟通和交流，用讲故事等方式分散孩子的注意力，由轻到重，逐步适应。

此外，小儿推拿也是一种不错的保健方法，对于不便吃药的孩子，推拿可增强小儿体质，起到预防保健作用。哄孩子时可以按照以下方法进行按摩，运用推拿、刮痧的方法对提高孩子的免疫功能，增强抗病能力有着明显的效果。

具体介绍如下：

1. 推大拇指
由指端向手掌方向推，可补脾胃，助消化。

2. 推三关
用拇指或食、中指，从腕推向肘，推小儿手臂外侧阳面靠拇指那一条直线，推到小儿手臂微微发红、微微出汗为好，可补肺虚，防治感冒，增强消化功能。

小儿厌食综合调理

要注意在日常饮食中均衡调理，平常的时候不要让孩子吃太多的零食，尽量保证一日三餐的时间固定；在平时特别是夏天的时候要减少喝冷饮的次数；合理调整饮食结构，少吃油腻食物及"垃圾食品"，并养成良好的饮水习惯；如果孩子不愿吃某种食物或不想吃饭的时候，不要打骂他，要慢慢讲道理；遇到好吃的东西时，也不要让他一次吃得太多，以免"吃伤"。

刮痧知识：捏脊疗法

捏脊疗法是古老、有效、群众乐于接受的疗法。每日在小儿背部，沿脊柱两侧，用双手拇、食指配合，捏拿肌肤，自上而下或自下而上将皮肤肌肉捏起并移动，捏拿与移动交替，在肝、胆、脾、胃和肾俞部位，可以做向外用力提按等手法，反复几次，皮肤稍红即可。一般一个疗程为五六天，同时吃些消导药，如化食丸、消积散，可取得较好效果。

更年期综合征——烦躁、出汗的刮痧

记得我上高中的时候，经常遇到母亲莫名其妙地发火，我刚开始还有点受不住，后来经过父亲的开导，我明白了其中的道理，有时候顺着母亲说几句玩笑话，还逗得母亲一乐。

后来学医，知道这种情况是正常的生理现象，也就是说，很多女性朋友到了50岁左右会感到烦躁，很容易冲着家里人发火，过后又知道自己"不占理儿"，但就是控制不住自己的脾气。此外，还会感到身体比原来热烘烘的、爱出汗；或者睡眠质量下降，甚至失眠；或者头痛、眩晕、乏力等。这些表现都是更年期综合征的一部分表现，归结到底都是体内雌激素下降惹得"祸"。这种情况不仅对女性朋友的健康不利，而且还影响家庭成员之间的关系。

提起"更年期"，人们就习惯地想到中老年女性，其实男性也会面临男性更年期综合征的种种困扰，生活工作压力大、有慢性病、抽烟酗酒、缺乏运动的中老年男性，是男性更年期的高发人群。

更年期综合征系指由于更年期精神心理、神经内分泌和代谢变化所引起的各器官系统的症状和综合症候群，如月经变化、面色潮红、心悸、失眠、乏力、抑郁、多虑、情绪不稳定、易激动等。更年期综合征多发生于45～55岁，一般女性在绝经过渡期月经紊乱时，这些症状开始出现，可持续至绝经后2～3年，仅少数人到绝经5～10年后症状才能减轻或消失。一般男性更年期比女性晚5～10年。

如何帮助自己或者周围的朋友平稳、轻松地度过这个时期？首先要了解更年期的生理和心理变化。女性绝经期雌激素减少，男性更年期雄激素水平下降，会出现生殖器官的萎缩或阴道分泌物减少、局部干燥，性生活时不适感明显，也会出现腰背及四肢、关节的酸痛等骨质疏松症状，还会出现血脂异常、高血压、冠心病等疾病；绝经期血管舒缩功能不稳定，表现为阵发性的潮热、面红、出汗等症状；涉及精神和心理上的变化，有情绪不稳定、易怒多疑、近期记忆力明显减退等情况。

传统中医药学认为此病起于肾气渐衰，故主因在肾，因肾气不足，肾精衰少，阴阳平衡失调造成。因此在治疗时，以补肾气、调和阴阳平衡为主要方法。

刮痧治疗更年期综合征的基本方法

人体是一个整体，更年期肾脏功能的衰退会影响到其他脏腑的功能，所以此病的临床表现多样化。因而在刮拭时，可以针对不同的症状表现选择相应的刮拭部位，调整内分泌及自主神经系统功能，针对本病的发病机制而治疗。基本区域主要是背部正中的督脉和两侧的足太阳膀胱经。

刮痧重点

◎背部：督脉——大椎、命门；足太阳膀胱经——脾俞、肾俞
◎腹部：任脉——关元；足阳明胃经——天枢
◎下肢：足厥阴肝经——太冲；足少阴肾经——太溪

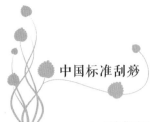

1. 刮背部（参照图 65、67）

刮拭督脉时，可以从颈椎最高处的大椎穴一直刮到腰骶处，也可分段刮拭。刮脊柱两侧的足太阳膀胱经，主要是从肩胛骨水平刮到腰部的肾俞，刮至局部微热即可，要重点刮拭脾俞、肾俞穴。

2. 刮下腹部（参照图 73、74）

刮拭下腹部的三条线，一条是正中线，即从肚脐下刮至关元；另两条是正中线两侧的足少阴肾经，从肚脐水平线往下刮大约 10cm 长度，每线刮拭 20 ～ 30 次。

3. 刮下肢部（参照图 87、91）

用刮痧板刮拭足太阴脾经的血海、三阴交穴以及脚上足厥阴肝经的太冲穴和足少阴肾经的太溪穴（即内踝尖与跟腱之间的凹陷）。太冲穴可以帮助平肝火，息怒火。

刮痧加减

如果头晕，可以刮拭头部的百会、太阳穴，以点压按揉为主，每穴 3 ～ 5 次。

如果心悸，汗多，可以选择手腕处的神门、内关，每一侧可各刮 10 ～ 20 次。

如果烘热感明显，可以重点刮拭双侧的足三里和三阴交、公孙穴。足三里是全身的一个保健穴，能够提高人体的功能；三阴交是三条阴经，即足太阴脾经、足少阴肾经、足厥阴肝经的交会穴，也就是三者气血运行的交会之处，调节这一穴可以达到调节三条经脉的作用。

更年期综合征调理常识

除了刮痧可以帮助缓解更年期症状外，还需要在日常生活中建立一个良好的运动、饮食习惯。

（1）要保持良好的心态，遇事做到"不急、不慌、不忙"。

（2）常参加一些适宜的健身活动，让自己动起来。

（3）不食热性食品如牛羊肉、火锅等辛辣刺激物品，忌高盐、高糖、高脂饮食，多吃绿叶蔬菜、水果、纤维食品，多饮奶。

（4）培养业余爱好，养养花，喂喂鱼，参加一些业余文艺团体，多和周围的朋友一起聊天、出游等，在朋友中、在大自然中享受生活的快乐，度过美好时光。

（5）多给自己一点关爱，对他人也多一些宽容，让自己活得更年轻、更潇洒。

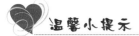 温馨小提示

更年期的饮食：

（1）富含铁质的食物——铁的缺乏会使人的情绪急躁易怒，要适量食用一些含丰富铁质的动物性蛋白质食物，如瘦牛肉、猪肉、羊肉、鸡、鸭、鱼及海鲜等等。

（2）富含钙质的食物——摄取富含钙质的食物，使人情绪容易保持稳定，同时钙质可坚固牙齿及骨骼，预防骨质疏松症。钙质食物主要来源如牛奶、骨汤、各种豆类及豆制品。尤其是大豆类除补钙外，还可弥补女性雌激素的不足，堪称天然的"雌激素"。

（3）疏肝理气食物——从中医角度来看，要调节女性经前期及更年期的不良情绪，多从疏肝健脾理气入手。能够疏肝健脾理气的食物有：莲藕、白萝卜、山楂、玫瑰花、茴香、柑橘（橘络）等。

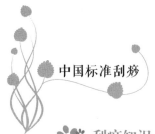

刮痧知识：揪痧法

有一种专门为头面部的印堂、颈部天突和背部夹脊穴等部位设计的手法，即揪痧法，亦称拧痧法（参照图39）。它的操作要领比较简单，就是将五指屈曲，用食指、中指的第二指节或食指、大拇指夹持施术部位，把皮肤与肌肉揪起，或撕扯特定部位，迅速用力向外滑动再松开，一揪一放，直到皮肤出现紫红色或瘀点。在拧痧的时候，还可以把手用水浸湿，一方面对于某些诸如发热的病证，可以借助水来物理降温；另一方面可以增加手与皮肤之间的润滑度，但又不会造成打滑。

十九 老花眼——弱视、视物不清的刮痧

在我们很小的时候，经常会在故事书上看到这样一幅画面——一位戴着眼镜、很慈祥的老奶奶给小朋友讲故事。在生活中，也经常会看到一些上了年纪的朋友说自己的视力下降了，刚开始的时候并不戴眼镜，看书报的时候就把胳膊伸直了，让书报离自己远一点，好看清上面的字，时间长了有的老年朋友就会随身带一副"老花镜"，需要看书、看报的时候就拿出来戴上。这种眼镜的使用是因为人的眼睛"花"了，也就是我们常说的"老花眼"。

人上了年纪，身体各种器官都开始衰老、退化，眼睛也不例外。其实老花眼是人体生理上的一种正常现象，因为随着年龄增长，眼球晶状体逐渐硬化、增厚，眼部肌肉的调节能力也随之减退，导致变焦能力降低。一般情况下，绝大多数人在40～45岁眼睛会悄悄出现"老花"，首先感到的变化就是看细小字迹模糊不清，必须要将书本、报纸拿得老远才能看清上面的字迹。

总的来讲，就是近距离看东西有困难。但如果注意保养的话，在50岁时仍会无老花现象，远近视力都会很好。所以老花眼是提醒你，要注意不同年龄的生理功能改变、注意自己的眼睛和身体健康。

中医认为老花眼多为年老体弱，肝之精气渐衰，阴血暗耗，阴精不足，故目中光华虽可发越于外，不能收敛视近而致。

虽然老花眼是生理老化的产物，但是我们可以通过刮痧、饮食

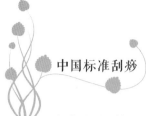

与保健操等方法来延缓它的到来，让我们老年朋友退休后的生活更加"清晰""明亮"，更加地丰富多彩。

刮痧预防老花眼的基本方法

用刮痧来治疗老花眼可以说很方便，一是老年朋友可以自己刮拭，不用麻烦儿女；二是通过刮痧板在眼周的运动，给眼部肌肉一个外界刺激，激发它的调节能力，提高变焦能力；三是刮痧在眼部的摩擦运动，可以产热，起到了"熨目"的作用。老花眼的刮痧保健的部位主要在头部、面部眼周区和下肢区域。

刮痧重点

◎头部：督脉——百会；足太阳膀胱经——承光；足阳明胃经——头维

◎面部：足太阳膀胱经——睛明；足阳明胃经——承泣、四白；经外奇穴——太阳

◎下肢：足阳明胃经——足三里；足太阴脾经——三阴交；足厥阴肝经——太冲；足少阴肾经——照海

1. 刮头部

刮拭头部百会、承光、头维以行气活血，醒脑明目，又助于眼睛视力的恢复。

2. 刮面部眼周区

双手持板，用板前1/3端面汇合于鼻根处，板与皮肤形成5°～15°角，分别向左右刮拭，紧贴框上缘和框下缘，应用轻刮法，使刮拭线路呈弧线，刮至太阳穴区可稍加压停顿片刻，每侧刮拭10～20次，要重点刮拭眶下区睛明、承泣、四白穴，以及眶上区的攒竹穴，刮拭时要闭眼，以防刮痧介质进入眼睛。

3. 刮下肢

点压、按揉下肢部的足三里、三阴交、照海、太冲等穴位，以益气养血，养肝明目。

刮痧加减

如果花眼在劳累后加重，平时体质较弱，容易乏力，证属气血两虚，可以加刮或重点刮拭足太阳膀胱经肾俞、脾俞，足阳明胃经足三里，足太阴脾经三阴交等穴。

如果平时容易眼干、失眠、腰酸，证属肝肾阴虚，可以加刮或重点刮拭足太阳膀胱经肾俞、肝俞，足少阳胆经风池，足少阴肾经太溪等穴。

防治老花眼"四法"

1. 冷水洗眼法

每天早晨坚持用冷水洗脸、洗眼。首先闭目将双眼浸于冷水中1～2分钟，然后擦洗脸部及眼部周围的眼肌，再用双手掌心轻擦搓揉眼周20～30次。

2. 常眨眼放松法

工作期间利用一开一闭的眨眼方法来振奋眼肌，同时用双手轻度搓揉眼睑，增进眼球的滋润，闭眼时竭力挺起双肩，双眼紧闭一会儿。

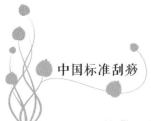

3. 热敷眼部法

每天晚上临睡前，用 40℃ ~ 50℃ 的热水洗脸，先热敷额和双眼部位，头略上仰，闭眼约 2 分钟，待温度降低后再洗脸。

4. 眼部按摩法

防治老花眼的按摩操如下：

（1）用双手食指沿上下眼眶从内到外推到两眼角处，做 20 次。

（2）先顺时针方向各旋转眼球 20 次，再逆时针方向旋转眼球 20 次。

（3）用双手中指顺时针按摩太阳穴 20 次，再逆时针 20 次。

（4）用双手中指从下至上按摩鼻梁 20 次。

（5）用双手拇指按摩耳根（耳后连头部处，相当于今解剖学之乳突部）20 次。

（6）用双手拇指和食指捏住耳垂往下拉 20 次。

刮痧知识：弧线刮法

有一个特殊的刮痧部位是眼眶上下，由于它本身特有的骨骼结构特点，刮痧时要用到弧线刮痧手法，由内向外刮拭眶上缘和眶下缘，就仿佛是你用梳子将耳周头发梳理到耳后的动作。弧线刮痧（参照图23），从字面上就可以看出这种刮痧的刮拭方向呈弧线形，也就是说刮痧板的移动路线是弧线的，刮拭后体表出现弧线形的痧痕，操作时刮痧方向多循肌肉走行或骨骼结构特点而定。此法适用于胸背部肋间隙、肩关节、膝关节周围以及面部等部位。

二十 耳鸣、耳聋——听力下降的刮痧

　　有的老年朋友除了视力下降外，还有一个下降——就是听力下降。很典型的表现就是与他们交流的时候，说话的声音要比平时提高一些，有时仿佛不是在说话，更像是"喊话"；另外就是还得重复好几遍，对方才能理解。这样的表现我们称之为"耳聋"或"耳背"。

　　虽然听力下降和视力下降同样影响老年朋友的生活质量，但是相对视力下降，老年朋友更容易忽视听力下降。因为如果直接问家中老人是否耳背，不少老人都会摇头说"不"。这并不是老人们不服老而说的假话，而是因为耳聋是有轻度、中度、重度的区分。有的老人是可以听清部分音频领域的声音，所以他们认为自己听力还行。

　　可以通过以下几个方面来测试自己是否耳背：

　　（1）周围其他人都表示其讲话嗓门、看电视声音、收听广播声音过大。

　　（2）好像常常听不到鸟叫、电话、门铃声。

　　（3）跟别人交流时常常打岔，并且误解说话人的意思。

　　（4）经常要求讲话的对象重复刚刚讲过的话。

　　（5）出现很多次别人在路上高声打招呼，但自己浑然不觉的现象。如果符合其中的一项或者多项，那就说明"耳背"已经发生了。

　　耳聋时老年朋友希望能够听到更多的声音，但并不是听到的声音越多越好，有一种声音就很不受老年朋友的欢迎。这种声音是一种

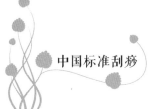

在没有外来声刺激情况下"不愉快"的声音感受，多表现为嗡嗡声、卡塔声、吱吱声，发生在单耳，也可发生在双耳，这是患有耳鸣的表现。40～70岁人群多发，男性多于女性，而且耳鸣多伴有听力的下降。因此出现耳鸣要尽早地就诊、治疗，不要认为人到了一定年纪出现这些症状是正常现象而不去进行相关的预防或者治疗。

耳鸣是指患自觉耳内鸣响，或如闻蝉声，或如潮声。耳聋是指不同程度的听觉减退，甚至消失。耳鸣可伴有耳聋，耳聋亦可由耳鸣发展而来。二者临床表现和伴发症状虽有不同，但在病因病机上却有许多相似之处，均与肾有密切的关系。老年性耳鸣耳聋同"老花眼"一样，多是一种生理退化过程。

刮痧治疗耳鸣耳聋的基本方法

近年随着医学模式的转变，注重以人为本，注重生存质量，自我保健的作用日益显露出来。刮痧疗法强调自己动手，方法简单易学，无须特殊器械，不受场地限制，疗效显著，安全可靠，且经济实惠。对于耳鸣耳聋，长期坚持自我刮痧，可以通经活络，通窍聪耳，对大多数患者具有明显的治疗效果。下面教大家如何用刮痧来预防调护耳鸣、耳聋。

> **刮痧重点**
>
> ◎头顶部：督脉——百会；经外奇穴——四神聪
> ◎头侧面：手少阳三焦经——耳门；手太阳小肠经——听宫；足少阳胆经——听会；经外奇穴——太阳
> ◎耳后缘：足少阳胆经——风池

1. 刮头顶部（参照图 45）

首先刮拭头顶部，用轻手法以头顶部正中百会穴为起点分别向前后左右四神聪方向刮拭，每一方向刮拭 10 ~ 20 次；也可用梳刮法以百会为中心向四周放射刮拭；之后刮拭后脑部分，即以百会为起点分别向风府、左右风池穴刮拭，三条线一般分别各刮拭 10 ~ 20 次。

2. 刮头侧面

用刮痧板的一个角刮拭耳前区域，沿着耳前缘从上往下刮拭，从耳门、听宫刮至听会穴。

3. 刮耳后缘（参照图 46）

从耳上角绕耳后刮至耳垂后，即围绕耳后画一问号，每侧刮拭 10 ~ 20 次，也可以点压、按揉太阳、风池各 3 ~ 5 次。

刮痧加减

如果耳鸣声响如雷，呼呼作响，或者在恼怒后发生或加重，或者兼见头晕头痛、口苦咽干、烦躁等，症属肝胆火盛，这时可以刮拭下肢外侧足少阳胆经循行区域，从膝下刮至外踝上，同时点压按揉足背部第一跖骨后部凹陷处的足厥阴肝经太冲穴，也可用角刮法短距离直线刮拭 10 ~ 20 次。

如果耳鸣、耳聋在劳累后加重，耳内声响如蝉鸣，或是睡觉时明显，证属肾虚，这时可以加刮背部足太阳膀胱经的脾俞、肾俞穴和踝部内踝尖与跟腱之间的太溪穴。

对于老年慢性耳鸣、耳聋患者的调理治疗，是一个比较漫长的

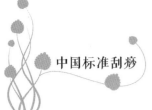

过程，因此对于老年病患者的刮痧治疗，要有充分的耐心，并且配合砭石热熨肾俞、脾俞、足三里，增强补益的效果。对于突发性耳鸣、耳聋的患者，应该做耳鼻喉科的相关检查，查找或者排除相应的病灶后再做积极的刮痧治疗。

耳鸣耳聋保健常识

生活中还需要采取以下手段来避免耳鸣耳聋的发生：

1.注意保护耳朵

不要长时间用耳塞听音乐或长时间接听手机，不要用尖锐硬物、不洁净物体挖耳。

2.杜绝噪音损害

因为在噪音环境中待的时间过久，听觉器官持续处于被动兴奋状态，容易导致疲劳，长此以往，会使听觉细胞萎缩，从而导致听力障碍出现。

3.慎用抗生素

有些抗生素对听力有明显的损害，在使用耳毒性药物时，如果出现耳鸣情况，要立即停用。

4.积极治疗慢性基础疾病

把血压控制在正常范围，减少盐的摄入，降脂，控制动脉硬化，防治脑萎缩、痴呆等。

5.培养良好生活习惯

不要食用刺激性饮料，如咖啡、茶、可乐、巧克力，以及戒烟；

通过多锻炼来改善血液循环；适当补充含锌制剂，有助于防止耳鸣发生。

刮痧知识：头部放松刮痧法

"头为诸阳之会"，因为手足三阳经均会聚于头。日常进行头部自我保健刮痧有醒脑开窍、改善头部血液循环的作用，有助于预防脑血管疾病和耳鸣耳聋等老年性疾病。刮拭头部时，因为有毛发的覆盖，所以不需要涂抹刮痧油或刮痧乳。如果是给他人刮拭头部，一定要一手持他人的头部，另一手来刮拭，这样可以保持被刮拭者头部稳定，而不致用力刮拭而伤及颈部。根据头部的不同具体部位，其主要的刮拭方法不太一样，全头放松可以选用如下两种方法之一，也可两种配合使用。

（1）以百会穴为中心，先从百会穴向前额方向刮拭，刮至前发际，为小弧线刮法，每个方向刮拭 10 ~ 20 次，依次逐渐向左侧方向移动，直到刮拭至百会穴向哑门穴方向为止；然后再从头部前正中线开始，依次逐渐向右侧方向移动，每一方向刮拭 10 ~ 20 次，直到刮拭至百会穴向哑门穴方向为止，即以百会穴为中心向周围放射刮拭（参照图45）。

（2）使用刮痧板或刮痧梳从前额发际处及双侧太阳穴处向后发际处做有规律的单方向刮拭，刮痧板或刮痧梳与头皮呈45°角，动作宜轻柔和缓，如梳头状，故名梳刮法。此法宜用于头痛、头晕、疲劳、失眠和精神紧张等病症（参照图49）。

下 篇

刮痧保健

刮出长寿好容颜

慢性疲劳综合征——恢复身心健康状态的刮痧方法

"我很累！"我们经常听到身边有人这样说，但我们对此经常不以为然，直到有一天，自己变成了家人、朋友、同事的"影子"时，才突然发现自己也在重复同样一句"我很累"。

日常生活中，由于工作繁忙、生活紧张、学习负担沉重等原因，一些人时常会感到十分疲劳。疲劳给我们带来的是一系列的影响：身体素质下降，工作积极性降低，生活变得单调，性格变得偏于内向或心情易于烦躁等。

一般情况下，通过适度休息，疲劳症状几天或一周后就可消退，体力便可恢复，如疲劳超过一个月以上，可认为是持续性疲劳，就应到医院查找病因。如果你疲劳症状持续半年以上，并伴有肌肉酸痛、头痛头昏、低热、注意力不集中、记忆力下降、情绪低落、夜间盗汗、体重改变、咽喉疼痛、关节疼痛，即使睡眠充足体力仍难以恢复，运动后疲劳感持续较长时间等症状，很可能是患有疲劳综合征了。

疲劳综合征是一种在长时间里感到严重疲乏无力，却又不能通过卧床休息而得到缓解的状态，症状类似于我们老百姓常说的"亚健康"，是现代医学中的一个常见疾病，而且发病率在逐渐增加。其发病机制尚不清楚，它的产生多因体力、脑力活动的长期过度紧张，导致人体神经、免疫、内分泌等诸系统调节失常，临床出现以疲劳为主的多种组织、器官功能紊乱的症状。

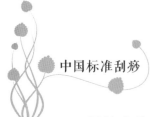

慢性疲劳综合征对人体生理功能方面有着较大的危害，长期疲劳可影响人体各器官系统功能：

1. 体能方面

使人感到疲惫乏力，腰酸腿软，肌力减退等，即我们经常说的"力不从心"。

2. 体态方面

长期疲劳可使面色无华，脱发断发，皱纹早现，面肌松弛、面部长斑，常呈营养不良状态。

3. 免疫系统方面

免疫功能低下，抗病能力弱，患病概率增加。

4. 循环系统方面

长期疲劳使血流缓慢，血液沉滞，常感觉心悸、气喘，活动后尤为显著，时常叹息。

5. 神经系统方面

脑部血液供应不足，脑组织缺氧，出现记忆力下降、注意力不集中、头脑不清爽、反应迟钝、头晕头痛等症状，有时还可以出现某些精神症状，如忧郁、焦虑、烦躁等，这又进一步影响睡眠，出现失眠、多梦，睡眠不足，又进一步导致脑疲劳，形成恶性循环。

6. 消化系统方面

疲劳致胃肠道血液瘀滞，蠕动减弱，出现食欲不振、消化不良、腹胀食少、偏食、厌油、恶心等症状。

7. 心理方面

长期疲劳使人意志薄弱，情绪不稳定，应对能力低下。

疲劳综合征属于中医"虚劳""郁症"范畴，包括以脏腑功能衰退、气血阴阳不足为主要病机的多种慢性虚弱证候，多与烦劳过度、饮食不节、起居不规律引起的脾肾亏虚有关。

刮痧缓解疲劳的基本方法

缓解疲劳的有效方法之一就是运动锻炼，通过运动促进血液循环，带走身体的废物，给身体注入新鲜活力，缓解我们肌肉酸痛、疲劳等症状。然而，现实生活中紧张的工作常常不允许我们经常去锻炼身体，刮痧是一种不需要场地的运动，简便易行，容易操作，安全高效，可以解决这种矛盾，为我们提供一种缓解疲劳的方法。

通过刮拭可以调节肌肉的收缩和舒张程度，使组织间压力得到调节，促进刮拭部位组织周围的血液循环，增加组织血液流量，调整内脏功能，从而起到活血化瘀、祛瘀生新的作用，因此是消除疼痛和肌肉紧张、痉挛的有效方法。

如果把人体比作一个自来水管道系统的话，刮痧疗法可以通过调控体内的"阀门"，使血液在体内得到更好的调配，流动得更加顺畅，并通过加快血流及淋巴液循环，增强免疫细胞保卫作用及搬运力量，促使体内的废物、毒素等"污水"的排除，充当我们人体的"清道夫"，把我们体内的"垃圾"排出体外，维持身体的正常功能，增加全身抵抗力，促进疾病的康复。刮痧还通过调节免疫系统这一人体内的"国防部"，抵御体内外细菌、病毒等各种"入侵者"，达到防病治病的作用。

刮痧对人体具有全面调节作用，对于缓解慢性疲劳症状有速效。

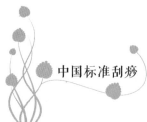

如果最近感觉身体疲劳，赶快通过刮痧来充当自己的保健医生吧，千万别抱有侥幸心理，延误治疗机会，使疲劳形成恶性循环，从而影响自己的工作、生活等。

在刮痧缓解疲劳时，要以刮头项部和背部足太阳膀胱经为主，这是因为"头为诸阳之会"，也就是说我们人体的所有阳经都要到头部，头就像是人体活动的"司令部"一样，

> **刮痧重点**
>
> ◎头项部：督脉——百会、风府、大椎；经外奇穴——太阳；足少阳胆经——风池、肩井
> ◎背部：足太阳膀胱经——心俞、脾俞、胃俞、肾俞
> ◎上肢：手阳明大肠经——曲池、合谷
> ◎下肢：足阳明胃经——足三里；足太阴脾经——血海、三阴交

有着重要的作用，五脏六腑之精气都聚集到头部，并且通过其俞穴均分布在背部，在刮拭的时候重点点按五脏六腑相应的"背俞穴"，能够调节脏腑功能，从根本上缓解疲劳症状。

1. 刮头项部：（参照图45）取坐位

（1）用轻手法以百会穴为起点分别向四神聪方向刮拭，每一方向刮拭 10 ~ 20 次；也可像梳头一样用梳刮法以百会穴为中心向四周放射刮拭。

（2）用按揉法，以刮痧板的一个边角点压按揉百会、太阳穴、天柱穴，每个穴位揉按 1 ~ 3 分钟（参照图50、51）。

（3）用直线刮法刮拭项部正中督脉循行区域，自风府穴经大椎穴刮至身柱穴，刮拭 10 ~ 20 次，重点刮拭大椎穴；身体消瘦、颈椎骨突明显者，可用刮痧板的边角，由上向下依次点压按揉每一个椎间隙 3 ~ 5 次，局部有酸胀感即可（参照图53）。

（4）用弧线刮法刮拭颈部侧面的足少阳胆经，从耳后的风池穴

刮至肩上部的肩井穴，每侧刮拭20～30次即可（参照图55）。

2. 刮背部（参照图67）

取俯卧位，用直线补刮法，从上往下轻刮脊柱两侧旁开2～4指范围的足太阳膀胱经循行区域，要重点刮拭心俞、脾俞、胃俞、肾俞，每侧刮拭20～30次即可。

3. 刮四肢：取仰卧位

（1）直线刮法刮拭前臂外侧手阳明大肠经循行区域，重点刮拭合谷、曲池、手三里，也可用点压法、按揉法（参照图80、81、83）。

（2）用直线刮法刮拭前臂内侧手厥阴心包经的内关穴区（参照图82）。

（3）用直线刮法刮拭小腿外侧足阳明胃经的足三里穴，足太阴脾经的血海穴、三阴交穴区域，每一部位刮拭20～30次即可（参照图87、88、91）。

慢性疲劳综合征的预防保健常识

只有找到导致疲劳的病因，才能找到解决的方法。在我们的日常生活中，导致我们身体出现疲劳感的主因，一般有以下几种：

1. 心情抑郁

也就是我们老百姓常说的打不起精神，这是导致疲倦的最普遍原因。抑郁可以导致疲劳，疲劳又可加重抑郁。

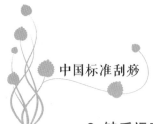

中国标准刮痧

2. 缺乏运动

一般人会有一种错觉，以为运动会令人疲累，但事实刚好相反，若缺少运动，肌肉会变得虚弱，当要运用它们时，便要花更大的气力。

3. 身体肥胖

这就好比小学生一样，每天要额外背着十多千克的"书包"，这样就不难明白为什么身体肥胖会令人疲倦了。

4. 营养不良

为了节约时间，日常饮食以加工食品为主，导致营养不均衡，身体功能减退，这也是疲劳综合征更常见于白领阶层的原因之一。

5. 睡眠问题

如果每晚的睡眠时间少于 7 小时，便会削弱机体恢复体力的能力；然而若睡眠时间太长而质量却不高，同样也会出现打不起精神的表现。

了解了上述原因后，就不难找出疲劳的根源，知道该如何来帮助自己走出疲劳综合征的困扰了，相信具体如何来做，大家一目了然。

刮痧知识：刮痧按摩法（参照图 41）

疲劳的刮痧康复常与按摩联合使用。可先按摩后刮痧，也可先刮痧后按摩。刮痧后按摩主要是针对刮痧后的痧象，采用按摩的手法，促进血液循环和痧斑吸收，提高刮痧效果。按摩后刮痧主要是在特定部位先使用按摩手法，缓解病痛，同时也有助于缓解刮痧前的紧张，之后刮痧以增强按摩的效果。刮痧按摩法宜用于颈部、背腰部及四肢部位。

来自 2008 年的一项数据显示，全世界 33％的成人超重或肥胖，如不能有效遏制，到 2030 年，全世界将有约 21 亿人超重，11 亿人肥胖。根据国务院公布的中国居民营养与健康现状调查结果显示：截至 2002 年，我国成人超重人口已经高达 2 亿，肥胖人口 6000 多万，每增加 5 千克体重，患冠心病的概率将升高 14％，中风危险率提高 4％，缺血性中风提高 16％。看到这里你是不是心头一颤，在想自己有没有超重呢？可以用手捏一下自己的脖子、上臂内侧或摸摸肚子、臀部等区域，要是真的有很多"赘肉"，并且还伴有怕热、谷易出汗、疲劳、运动后喘不上气等表现时，你很可能已经患上肥胖症了。

还可以通过以下的公式来测算一下，自己是否已经超重了。如果超过标准体重的 20％，那就已经患上肥胖症了。

肥胖度＝（实际体重－标准体重）÷标准体重×（±100％）

肥胖度在 ±10％之内，称之为正常适中。

肥胖度超过 10％，称之为超重。

肥胖度超过 20％～30％，称之为轻度肥胖。

肥胖度超过 30％～50％，称之为中度肥胖。

肥胖度超过 50％以上，称之为重度肥胖。

肥胖度小于 –10％，称之为偏瘦。

肥胖度小于 –20％以上，称之为消瘦。

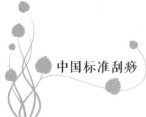

现代社会快节奏的生活、多样性的饮食及具有诱惑力的食物等使得越来越多的人加入到"肥胖大军"之列。由于运动不足和膳食不平衡而引发的不健康体重，已成为严重的公共健康问题。

曾有一位十多岁的孩子来就诊时说，他爬个 3 楼都会气喘吁吁、满身大汗；有位年轻的小伙子说他因为肥胖找不到工作；有位姑娘说因为肥胖而变得不自信，错过了解决"个人问题"的好时机……肥胖带给我们的不仅是身体表面形象的改变，还给我们的身体埋下了"疾病炸弹"，如果不及时采取有效措施，我们的身体就会变得不健康或暴发疾病。

肥胖的形成同很多因素有关，下面几条都可能导致肥胖：

（1）家族史：有肥胖的家人，即家族有肥胖病史。

（2）内分泌因素：有内分泌系统方面的疾病，或服用激素类药物，肥胖症与内分泌关系密切，脂肪的蓄积和动用与青春期、更年期激素水平的高低较为密切。

（3）饮食因素：吃得太多，特别是爱吃油腻的食物和零食，比如开心果、腰果、薯片、膨化食品，爱喝饮料、果汁和啤酒等。

（4）运动因素：喜食、多食高脂肪膳食，却不爱运动，使营养过剩、热量蓄积，导致多余热量转化脂肪沉积于体内而引起肥胖；还喜欢饭后长时间坐在电视机前看电视或在电脑上打游戏，这也会导致肥胖。

肥胖者容易感到身体疲乏无力、气短、嗜睡，易腰背痛、关节痛、怕热、多汗等，肥胖还常诱发高血压、高脂血症、冠心病和糖尿病等严重危害人体健康的疾病。

中医认为肥胖的形成是由于人体脏腑功能异常，脾胃消化吸收能力减弱，致使能量代谢发生障碍，湿聚成痰，湿和痰（即指多余的水分与脂肪）不断蓄积，从而形成肥胖病。

刮痧减肥的基本方法

"让身体轻一些"，不仅仅包括体重上的减轻，还包括体内毒素的减少。这是在现代社会中被许多人认可的一种健康生活理念，同时大家都在寻求着各式各样的方式来实现这个理念，如断食疗法、运动排毒等。其实这些通过简单的刮痧就可以办到，可以说是经济又实惠、健康又美丽，一举两得。刮痧利用针灸经络理论减肥，疗效显著且持久，不同于药物减肥等，药物作用通常有一定的期限，而刮痧减肥是通过调整患者内在功能而发挥内因作用，所以一般不会在减肥治疗停止后很快又发胖。

当然减肥并不是一天两天的事情，如果通过不合理的方式，如过度节食来达到减肥的目的，到头来虽然体重是轻了，但随之流失的还有人体需要的各种营养。减肥是要循序渐进的，如果在一个月内减掉5千克甚至是10千克是不健康的，而且比较容易出现反弹。俗话说："花多长时间把自己养胖，就得花多长时间为自己减肥"，说明减肥需要持之以恒，只要坚持以下刮痧方法，既安全方便，又无不良反应，相信会塑造美好的身材。

1. 刮背部（参照图 67）

取俯卧位，用直线刮法刮拭脊柱两侧的足太阳膀胱经循行区域，从肺俞经肝俞、脾俞刮至肾俞，每侧各刮拭 20 ~ 30 次。

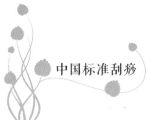

中国标准刮痧

2. 刮腹部（参照图 73、74）

取仰卧位，首先用手按揉腹部，使患者消除紧张情绪；用边刮法、重刮法刮拭腹部正中任脉，从上向下刮拭，中间绕开肚脐，分别从上脘穴向下刮至中脘穴、下脘穴，从气海穴向下刮至关元穴、中极穴，要重点刮拭任脉的中脘、关元穴；然后刮拭脐旁胃经，从肋缘向下刮

> **刮痧重点**
>
> ◎背部：足太阳膀胱经——肺俞、肝俞、脾俞、肾俞
> ◎腹部：任脉——中脘、关元；足阳明胃经——天枢、水道
> ◎上肢：手太阴肺经——孔最、列缺；手阳明大肠经——曲池
> ◎下肢：足阳明胃经——足三里、丰隆；足太阴脾经——三阴交

至小腹部，重点刮拭天枢、水道穴，每部位刮拭 20 ~ 30 次即可；最后顺时针方向绕脐用摩擦法或弧线法刮拭 5 ~ 10 圈。

3. 刮四肢

取仰卧位，用直线刮法刮拭前臂内侧的手太阴肺经循行区域，从孔最穴刮至列缺穴；然后刮拭前臂外侧的大肠经循行区域，从曲池穴至手三里穴，要重点刮拭曲池穴区（参照图 80）。用直线刮法刮拭小腿外侧的足阳明胃经循行区域，从足三里穴刮至丰隆穴，点压按揉足三里、丰隆穴（参照图 88）；然后刮拭小腿内侧足太阴脾经循行区域，点压按揉刮拭三阴交穴（参照图 91），上述每一部位刮拭 20 ~ 30 次即可。

刮痧减肥力度要适中，时间可适度延长，对肥胖局部按压力要大，使之传导到皮下组织。此外，还可以根据肥胖部位的不同，直接刮拭肥胖的局部，使局部的脂肪组织被动运动，从而加强新陈代谢，起到减肥的目的，但是不要选择在饭后 1 小时内，或者饥饿、过度疲劳的时候刮痧，因为这时容易出现晕刮的现象。减肥刮痧应配合运动、饮食调节才能收到良好的效果，并且持之以恒。另外，对于体质强壮者还可配合拔罐的方法。

刮痧加减

可能有人会说：我胖的地方就是肚子和下肢，那为什么要刮背部呢？因为在刮痧部位选择上，我们重视局部与整体相配合，并不是"头痛治头，脚痛医脚"。

在许多的刮痧治疗中，头部、项部、背部、四肢远端和腹部刮拭的频率是较高的。从整体上而言，它们是人体的四大保健"特区"。比如，足太阳膀胱经上有许多穴位直接和内脏相关联，因此刮足太阳膀胱经可以调整五脏六腑的健康状况，经常刮拭激发疏通，有益于气息运动、血脉流畅，可滋养全身器官。

现代医学研究发现，人的背部不仅仅是神经系统分布密集区，而且皮下蕴藏着大量的免疫细胞，在这个部位刮痧，可以激活背部免疫细胞。所以当身体不适的时候，都可以优先考虑刮拭这几个特区。

如果平时喜食肥甘厚味，饮酒较多，伴有神倦乏力、头沉胸闷等症状时，可以加刮或重点刮拭足阳明胃经丰隆、足太阴脾经阴陵泉等穴位。

如果平时容易头晕、乏力、气短、汗出较多、胸闷的话，这时可以加刮或重点刮拭任脉气海、足太阳膀胱经脾俞等穴位。

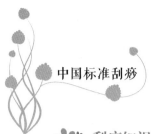

刮痧知识：边刮法

腹部刮痧中使用最多的还有边刮法（参照图32），因为腹部脂肪较厚、面积较大，用刮痧板的角或者边刮痧能增强刮拭力度，加强刮痧效果应用边刮法时，要将刮痧板的长条棱边，与体表接触呈45°角进行刮拭，此法适用于对大面积部位的刮拭，如腹部、背部和下肢等。

大家都有这样一个感受，与自己同龄的大多数影视和歌唱演员，都显得比自己年轻很多，随着时间的推移，仍然风采不减。也有不少老年明星，在多种媒体上教大家保持年轻的方法或者做保养产品的广告代言，而最为吸引我们的，大多都是某位明星讲述自己的驻颜方法。这里面虽然包含着很大的广告成分，但是老百姓看到和自己同龄的明星依然保持着青春傲人的面容或者身材时，不禁感慨万千。

其实我们身边也有很多朋友保养得很好，也就是说我们同样可以"花小钱，办大事"。只要你选择适合自己的、科学的方法来保养，照样可以充满青春的活力。从生理学上讲，衰老是生物体随着时间的推移，内部发生变化的一个必然过程，它是复杂的自然现象，表现为结构和功能衰退，适应性和抵抗力减退。从病理学上讲，衰老是应激和劳损、损伤和感染、免疫反应衰退、营养不足、代谢障碍以及疏忽保养和滥用药物积累的结果。

人体的生长发育、衰老、疾病与脏腑经络气血盛衰的关系极为密切。人体气血不足，经络之气运行不畅，脏腑功能减退，阴阳失去平衡，均会导致或加快衰老。表现为抵抗力下降、容易感冒、精神头不足、睡眠减少、食欲降低、腰膝无力、头发脱落、牙齿也没以前坚固、容易劳累、不耐寒冷等，其实这就是人体的免疫功能失衡或下降。

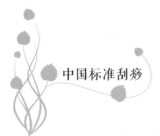

刮痧延缓衰老的基本方法

衰老是一种自然规律，就像秋天树叶会离开大树一样再自然不过，我们不可能违背这个规律。但只要我们采取良好的生活习惯和必要的保健措施，并适当地运动，就可以有效地延缓衰老，降低和衰老相关疾病的发病率，提高生活质量。

既然变老是我们不能控制的，那就让刮痧来帮助我们优雅地、慢慢地变老吧。刮痧有较好的调整脏腑功能，可协调平衡阴阳，疏通经络气血，提高机体免疫力，达到延缓衰老的目的。

1. 刮头项部（参照图51）

刮拭头部百会和颈部大椎等穴位。经常刮拭头部的百会穴有助于气血上行，醒脑安神；大椎穴有扶阳益气、宣肺解表的功效，为强壮保健要穴，经常刮拭有助于提高人体免疫力。也可采用前面讲述的头部自我放松保健刮法，起到改善头部血液循环、健脑宁神、聪耳明目的作用。

2. 刮背部（参照图67）

> **刮痧重点**
>
> ◎头项部：督脉——百会、大椎
> ◎腹部：任脉——膻中、中脘、关元
> ◎背部：足太阳膀胱经——脾俞、肾俞
> ◎上肢：手阳明大肠经——合谷
> ◎下肢：足阳明胃经——足三里；足太阴脾经——血海、三阴交

取俯卧位，可以在家人的帮助下用直线刮法刮背部的足太阳膀胱经，从肺俞一直刮到大肠俞的位置，每侧刮拭 20～30 次，要重点刮拭脾俞、肾俞等穴，以加固"先天之根"和"后天之本"。

3. 刮胸腹部（参照图 68、73）

用角刮法刮拭胸部正中任脉循行区域，从天突穴经璇玑、华盖、紫宫、玉堂、膻中一直刮到中庭穴，然后还可以刮拭气海、关元穴的区域，每部位刮拭 10 ~ 20 次即可，之后用刮痧板平面顺时针摩擦腹部 10 ~ 20 次。

4. 刮四肢（参照图 83、87、88、91）

用刮痧板的边角点按上肢的合谷穴和下肢的足三里、血海、三阴交等穴位，每穴反复点按 3 ~ 5 次。通过刮拭这些穴位所在的局部区域，可以起到增强人体免疫力的功效。

自我家庭保健刮痧的时候，可以从四个区域中任选 2 ~ 3 个相互搭配来应用。通过刮拭这些部位，你会惊奇地发现自己的抵抗力增强了，气色变得比以前好多了，也不像以前那么容易感冒了，身体健康了，就达到了抗衰老的目的。

刮痧加减

如果平时容易感冒、怕风、乏力、汗出较多，可能是肺脾偏虚，这时可以加刮或重点刮拭足太阳膀胱经肺俞、脾俞，足阳明胃经足三里，手太阴肺经太渊等穴。

如果大便一直不好，时干时稀，可能是脾胃功能失调，可以重点刮拭或点按中脘、天枢、大横、足三里等穴位。

如果经常久坐、伏案工作，出现了头晕、脖子酸等表现的话，还可以加刮风池、颈夹脊等穴位，以改善脑部供血，醒神开窍。

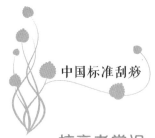

中国标准刮痧

抗衰老常识

尽管衰老是一个自然规律，我们谁也不能逃避，但是我们可以通过一些方法来延缓这一过程的发生，以下是有效延缓衰老的知识。

1.保持心情愉快，做到情绪稳定

俗话说："笑一笑，十年少。"这倒不是说笑一下就真的能让人返老还童，而是告诉我们保持一种良好心态的重要性。现代社会人们的工作压力普遍较大，在做好本职工作的同时，还要处理好工作和家庭的关系，这常常令人身心疲惫，很多人因此患上了抑郁症、焦虑症等疾病。

其实这种"心源性"疾病在中医的古代文献中就有记载，古人早就认识到防衰养生首要"养心"，良好心态是防衰的关键，做到"恬淡虚无"，正确面对，坦然处之，只有这样，才能达到身体健康、延年益寿的目的。

2.适当调整饮食，做到营养均衡

人们常说"病从口入"，说明饮食与我们的健康是息息相关的。要想达到身体健康、延年益寿的目的，就必须在饮食上"做做文章"。平时饮食注意蛋白质、脂肪、矿物质、纤维素、维生素、水等营养物质的均衡，千万不要因为是自己喜欢的就多吃，不喜欢的就不吃。还有一些人，尤其是一些女性朋友为了减肥等原因不敢吃主食，也不敢吃肉，每天就吃点蔬菜，吃两个苹果，成了"素食主义者"。其实这种观点是错误的，因为这样很容易造成营养摄取不均衡，导致人体抵抗力的降低，是不利于身体健康的，容易加速衰老。

3. 做到生活规律，坚持运动锻炼

中医认为，人应天地之气而生，与自然界相通，应该"顺时养生"，比如不同季节应该根据具体的情况来调整睡觉的时间，冬天应该睡得早，起得晚；春天应该睡得早，起得早；夏天应该睡得晚起得早；秋天应该睡得晚，起得晚等，这类似于现在所说的"生物钟"理论。与此同时，适当地进行体育运动，如打门球、慢跑步、太极拳等，还可以适当进行刮痧，按摩下足二里等保健穴位，都有助于改善人的心肺功能，增强消化功能，促进新陈代谢，让身体更加强壮，思维更加敏捷，有效地预防疾病，延缓衰老。

刮痧知识：自我保健刮痧

自我保健刮痧是人们坚持自己刮痧，常常在家庭成员之间、单位同事之间进行，以达到锻炼和保健的方法。刮痧作为一种保健项目而被坚持，如在看电视、乘车或与他人交谈、聊天时等环境场合进行自我刮痧放松锻炼。其实隔衣刮痧法就是一种很好的手法，手握一板，均匀用力，隔着薄衣，平稳操作，同时进行刮拭，多用于胸腹部和四肢的刮拭。

　　现代人生活在紧张快节奏的环境当中，环境污染、强光、电磁污染等外界因素使面部皮肤常处于紧张、疲劳状态，使皮肤衰老加快，不仅仅是色素沉着，有的甚至面部肌肉麻痹瘫痪。尤其是年轻人，由于经常睡眠不足、滥用化妆品或过食辛辣食物等原因，造成面部色素沉着或痤疮反复的人也越来越多。

　　面部色素斑是日常生活中最为困扰女士们的一个美容话题，面部色素斑形态种类各异，最常见的是面部黄褐斑，呈片状而相对均匀的褐色斑，多分布于双颧部，故俗称蝴蝶斑，也称妊娠斑、肝斑等。

　　还有一种色素斑叫雀斑，是一种好发于面颊部的点状褐色斑点，早的在儿童时期就开始发病，一般多在成年后慢慢长出来，通常女性比较多，这种斑也非常影响美观。

　　其他的色素斑还有老年斑、日光性黑子、色素痣等，也是非常影响美观的。老年斑在医学上称为脂溢性角化，可能与日光照射导致皮肤老化有关，这种斑临床表现为面部大小不一，形状各异，浅褐色、褐色或深褐色的斑点或斑片，多发生在中年以上的人群中，当然也可以发生在 30 岁左右的年轻人的面部。有时候身体其他部位也能发生老年斑的改变，并且慢慢长大至高出皮肤表面，这就是所谓的老年疣。

　　为了保养皮肤，延缓衰老，人们越来越重视皮肤的护理。保健刮痧就是有效的方法之一。面部刮痧，对于那些面部经常出现的一些问题：如暗疮、色斑、皱纹、黑眼圈等，会收到意想不到的效果。其保健刮痧作用如下：

（1）活血化瘀，改善微循环，修复细胞，消除壅肿。

（2）调理脏腑，振奋阳气，加强皮肤营养供给。

（3）宣通气血，加强代谢，分解色素，消除色斑。

（4）开泄汗孔，疏通经脉，排除毒素，调节免疫。

（5）抹平修复纹埋，促进营养霜吸收。

看了以上分析，相信大家对刮痧的美容作用信心倍增了，心动不如行动，下面就拿起刮痧板，给自己做个面部美容吧！针对面部的骨骼形态和肌肉分布，面部刮痧主要分为四个部位：

1. 刮额区

（1）双手持板，悬肘悬腕，双板汇合点在"面中线"，板与皮肤形成5°～15°夹角，分别向左右两侧前额发际头维穴方向刮拭，轻手法刮拭10～20次。要领是，力量适中而平稳，动作连贯而流利，不要牵拉皮肤（图3-1）。

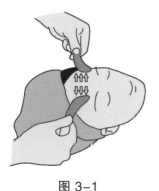

图 3-1

刮痧重点

◎额区：经外奇穴——印堂；足少阳胆经——阳白

◎眶上、下区：经外奇穴——鱼腰、太阳；足阳明胃经——承泣、四白

◎颧上、下区：手太阳小肠经——颧髎；手阳明大肠经——迎香；手阳明胃经——下关

◎下颌区：任脉——承浆；足阳明胃经——颊车

（2）可对该区域内或区域边缘的经络、穴位进行单独刺激，如点压、按揉神庭、头维、印堂、阳白等穴位。

2.刮眶上、下区

双手持板，使板前1/3端面汇合于鼻根处，与皮肤形成5°～15°夹角，分别向左右刮拭，紧贴眶骨大孔上缘至耳前，轻手法刮拭10～20次。刮时注意闭眼，刮板不要挤压眼球。再依上法对"眶下区"刮拭10～20次，要领是，眼睑处要轻，滑过眼睑后力度可加重，刮至耳前发际处可稍加压停顿片刻。刮拭眶骨边缘多有酸痛感，尤其多见于视力减退、眼疲劳等（图3-2）。

3.刮颧上、下区

双手持板，从鼻翼开始向左右两侧分刮，沿眶骨下缘至耳前，用轻手法刮拭10～20次。再依上法从鼻翼下迎香穴刮至耳垂前10～20次，到耳前均需停顿加压（图3-3）。

4.刮下颌区

双手持板，将双板汇合于"面中线"下端，压住颌下皮肤，板与皮肤形成5°～15°夹角，沿下颌骨边缘向耳垂方向刮拭10～20次，到耳前稍停顿加压（图3-4）。

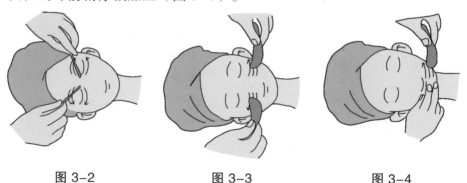

图 3-2　　　　　　图 3-3　　　　　　图 3-4

刮痧加减

除了面部以外，还要根据全身情况，辨证刮拭其他相关部位。如果平时饮食比较油腻，或经常腹胀、便秘，可以加刮足三里、中脘、天枢、大横等穴位，这些穴位都可以增强肠胃的功能，促进食物的消化和吸收，加速毒素的排出，缓解色斑的形成和发展。如果色斑颜色偏暗，持续时间较长的话，那就说明体内有"瘀血"，多为血液循环出现了问题，这时我们就要加刮膈俞、血海等穴位，以起到活血化瘀，消褪色斑的功效。

如果经常熬夜或晚上失眠的话，还可以加刮神门、内关、心俞等穴位，起到安神的功效，通过改善睡眠质量，促进色斑的淡化。

面部色素沉着预防及护理

1. 避免日光直接照射

这方面非常重要！因为日晒是色斑发生的必需因素，日光的暴晒或 X 线、紫外线的过多照射可使黑色素活性增加致使表皮基底层黑色素含量增多，加速色斑形成，并使其加剧。所以应尽量避免受到长时间日晒，尤其在夏季。

2. 防止各种电离辐射

如各种显示屏、荧光灯、X 线机、紫外线照射仪等，这些不良刺激均可产生类似强日光照射的后果，甚至比日光照射造成的损伤还要

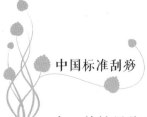

大，其结果将会导致色斑加重。

3.忌用含有激素、铅、汞等有害物质的化妆品

经常有广告宣传"速效祛斑霜"，有些若含有重金属，则副作用太多，不建议使用。

4.戒掉不良习惯

如抽烟、喝酒、熬夜等，应注意休息和保证充足的睡眠。

5.调节饮食

多喝水、多吃蔬菜和水果，如西红柿、黄瓜、草莓、桃子等；避免食用刺激性的食物，如咖啡、可乐、浓茶、香烟、酒等，这些刺激性食物易使皮肤老化，使黑斑扩大及变黑。

6.保持良好的情绪

精神焕发有助于平衡内分泌，情绪不好则会有相反的作用。

🌸 刮痧知识：面部刮痧常用特殊手法和注意事项

1.面部刮痧常用特殊手法

刮痧手法是影响刮痧效果的重要因素，能否熟练及恰当地应用，对防病保健都有直接关系。对于面部刮痧，手法尤其重要。手法太重了，面部会出现和背部刮痧一样的痧点，甚至破损，影响美观；手法太轻了，则起不到应有的效果，这些都是做面部刮痧时要注意的。面部刮痧手法要求柔和、均匀、平稳、灵巧，手法轻而不浮、重而不滞、滑而有力、均匀和缓、动作连贯一气呵成，平稳中体现节奏。用力灵巧，而不是单纯蛮力，而随着部位的变化、皮肤厚薄的变化、骨突隆起的变化、凹陷的变化而变化，变化中不失连贯。因此着重介绍一下面部常用的特殊手法，如平抹法、平推法、平压法。

（1）平抹法（参照图33）：刮痧板平面接触面部皮肤，做单方向运动，双手配合，一手固定，一手刮拭，向两侧刮拭。注意手法平稳，力量均匀，移动平滑，接触面积大。此法宜用于面部的额部、颧部以及颈部等。使面部肌肉恢复正常的生理状态，而达到除皱的效果。

（2）平推法（参照图34）：刮痧板与体表形成5°～15°夹角，单方向推动皮肤，犹如熨衣服状，可单手持板，推动过程中用另一只手固定被推皮肤，或双手持两个刮板，用另一板压住皮肤，防止牵拉皮肤，另一个刮板推刮。此法宜用于面部的额部以及颈部等，如推鱼纹尾。可舒展皱纹、增加皮肤弹性。

（3）平压法（参照图35）：用板的端面或平面接触皮肤，压一下松一下，连续压5～10次。此法特点是着力即起、压而不实、力到即止，与点压法不同。此法宜用于区域较小、皮肤松软不适合刮拭的穴区，如迎香、四白等穴周围或嘴唇周边。

值得注意的是面部皮肤较其他部位的皮肤敏感，因此，面部刮痧不必追求刮出"痧斑"，以刮至皮肤潮红、面部有热感为宜，就好像刚热敷过一样，个别敏感者会在眼周或面颊感到轻微跳动感或蚁行感，但一会儿就会恢复正常，过后，脸部即轻松，清爽舒适，露出白里透红的自然肤色。

面部的保健刮痧，应注意刮痧板从"面中线"往左右两侧移动时，均由下向上走出一个两头上翘的线路。这样可以防止面部皮肤、肌肉组织的下垂。

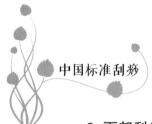

2. 面部刮痧注意事项

（1）面部血管丰富，切忌用生硬之力硬刮，或长时间、长距离刮拭而将皮肤拉松弛，面部刮痧多用轻手法，同时双手配合，一手固定，一手刮拭或双手同的从同一点向不同方向刮拭。要随时观察面部是否严重充血或出痧，如严重充血应停止或者减轻力度。

（2）面部在笑、咬、说话、歌唱时会形成特殊的不平、起伏、皱纹，刮拭时患者要保持安静，操作者要有耐心，用轻手法刮拭，刮板与皮肤接触以"平"为用，突出平抹、平推和平压方法，不要追求即刻效果，使手法太重。

（3）面部有暗疮、局部感染等情况，不可在局部刮痧，可对特定穴位进行刮、按、点、揉，手法要柔和并施以可耐受的力度。

（4）刮拭过程中防止伤及眼球、鼻及口唇。对眼、鼻、口刮抹时，一定先轻后重，逐步加力，对于牙列畸型者，刮拭要避免过力挤压。

面部保健刮痧要注意选择合适的、有批准文号的专用介质，防止过敏或色素沉着。

五、 减压、放松——卸掉千斤重担，轻松上阵

　　当今社会正在不断地发生着巨大的变化，有人称是一个"焦虑的时代"。调查显示，有66%的年轻人觉得自己压力很大，只有不到1%的人觉得没什么压力。当人体自身的变化水平不能适应外界环境的需求时，便会产生自信心降低、焦虑、孤僻等不良情绪。随着焦虑情绪日益加重，青少年自杀率也在上升，职场人因为工作太累或太枯燥而患上"职场综合征"的也日益增多。

　　由于过大的压力通常让人感到不舒服，因而使得人们在遇到压力时，很容易就产生抗拒甚至逃避的心理。但抗拒、逃避并不能真正解除压力，只有通过思考压力产生的原因，从压力产生的根源着手，才能有效地缓解或分散压力，而不受压力的"摆布"。压力的来源是我们自己对事物的不熟悉、不确定感，或是对于目标的实现感到力所不能及所致。

　　缓解压力最直接有效的方法，就是去了解、掌握状况，并且设法提升本身的能力。一旦"明白了""清楚了"，压力自然就会减低、消除，同时我们要呵护自己的身体，不要因为压力使我们革命的本钱丧失。我们不可能每天到医院检查身体，但是我们可以每天通过有效的途径来保健养生，使我们在高压环境下处于不败之地。

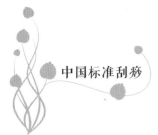

刮痧减压放松的基本方法

我们可以在闲暇时或者工作压力太大时，拿出刮痧板，在身体上特定部位时不时地刮一刮，不仅享受刮痧，更重要的是让你的注意力转移，思想彻底的放松，想一想，那是多么惬意的事啊！就是这样不经意的一刮，便可以起到活血化瘀、降低血液黏度、改善微循环、自我放松、自我按摩、自我调节的作用，来保持健康体魄。也正是由于以上原因，可以在微循环不畅的部位重点刮拭，使代谢产物从毛细血管壁渗漏出来，存在于皮下肌肉组织之间，这就是我们看到的"痧"。刮拭出痧不仅疏通经络，改善血液循环，而且痧成为新的刺激源，调节人体的免疫功能。气血从阻滞变为通畅后，组织器官的细胞得到了充足的氧气和营养素的供应，从而增强活力。如能选择具有改善亚健康作用的相关经络穴位来刮拭，则能更快地提高机体的免疫力，使脏腑调节功能恢复正常。所以刮痧疗法不仅能治疗疼痛性疾病，而且能有效地改善机体功能，消除身心的疲惫，缓解压力。

1. 刮面部

使用平抹法，用刮痧板的平面，分别刮拭面部上额区、颧区及下颌区，每区刮拭 10 ~ 20 次。刮拭面部时用力要均匀和缓，从"面中线"往左右两侧刮拭，从下颌向外上方

刮痧重点

◎面部：上额区、颧区及下颌区；经外奇穴——太阳；足阳明胃经——四白、颊车

◎头顶部：足少阳胆经——风池；督脉——百会、风府、大椎

◎腹部：任脉

◎背部：足太阳膀胱经——心俞、肝俞、肾俞

◎四肢：手阳明大肠经——合谷；足阳明胃经——足三里

向刮拭，这样可以防止面部皮肤、肌肉组织的下垂，又可以放松面部肌肉，缓解工作一天后面部表情肌的僵硬，并缓解眼肌疲劳，保护视力。另外用刮痧板的边角，轻轻点压按揉太阳穴、四白穴、颊车穴，效果更佳。

2. 刮头项部（参照图 46）

首先用刮痧板的厚面绕耳后画一问号，即刮拭头部足少阳胆经循行区域；之后用刮痧板按揉眉心间的印堂穴，然后沿着该部位向上刮到头顶，经过百会穴后向后下刮拭，经过风府穴刮至大椎。也可以自己用刮痧梳子，从头部正中和两侧，由前向后如梳头一样刮拭。以上每一部位刮拭 10～20 次，达到头皮有热感和脑目清爽即可。经常刮拭头部，不仅可以醒神开窍，保持精力充沛、思维敏捷，还可以有乌发和防脱发的效果。

3. 刮背部（参照图 67）

主要沿着脊柱两侧的足太阳膀胱经，从上向下刮到腰部的肾俞穴，并尽可能地拉长刮拭，每侧刮拭 20～30 次，要重点刮拭左右心俞、肝俞、肾俞等穴位，可点压按揉。这不仅放松工作一天后紧张的背肌，同时能够调整脏腑功能，迅速解除疲劳，恢复健康。

4. 刮腹部

用刮痧板的平面顺时针围绕肚脐（神阙穴）摩擦腹部 5～10 次，之后用刮板的厚面，分别由上向下刮拭肚脐两侧各 20～30 次，然后再用刮痧板的平面顺时针围绕肚脐摩擦腹部 5～10 次。因为脾胃为气血生化之源，后天之本，刮拭腹部可以增强脾胃的消化功能，提高抵抗力。

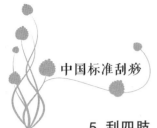
5.刮四肢

用刮痧板边角沿着四肢方向，从近肢体段刮向远端，可以分为内侧面和外侧面进行刮拭，每一面刮拭 20 ~ 30 次，可以点压按揉合谷、足三里（参照图 83、88）等穴位。刮拭时刮板的移动范围尽可能拉长，以促进肢体的血液循环，消除疲劳，放松肢体。

如果全身心地投入到上述刮痧中来，相信经过整体刮痧后，绷紧的神经会得到彻底放松，让人备感精力充沛，身体由内而外透着舒畅。

刮痧加减

如果近期感到食欲差或易腹胀，还可以加刮丰隆、阴陵泉、足三里等穴位。

如果工作繁忙，免疫力降低，容易感冒，乏力，可以加刮或重点刮拭足太阳膀胱经肺俞、脾俞，足阳明胃经足三里和腹部的关元、气海等穴位，以提高免疫力。

如果眼干目涩、容易烦躁，还可以加刮或重点刮拭面部的睛明、攒竹、鱼腰、丝竹空，足太阳膀胱经的肝俞、肾俞和足部的太溪、行间、三阴交等穴位，以达到滋补肝肾，祛火明目的作用。

如果大便不好，无论腹胀便秘，还是腹痛泄泻，都可以重点刮拭或点按中脘、天枢、足三里等穴位。

如果经常出现头晕、脖子酸胀，还可以重点加刮太阳、风池、颈夹脊穴等穴位，起到缓解工作压力，改善脑部供血的功效。

自我减压放松保健操

现代生活，人们的压力越来越大，特别是那些久坐在办公室的"白领"们，常常需要面对一个接一个的工作任务，回家后还要处理家里的事务，因此很少能抽出时间来进行身体锻炼，常常处于精神高度紧张、身心俱惫的状态。

长期处于这种状态，将会导致身体的透支，久而久之会诱发各种疾病，这是十分危险的。因此，利用零散时间做自我保健是非常有必要的。下面有几个简单的小动作可以帮助大家放松，恢复体力。

1. 伸展颈部

双手抱头，两肘夹住面颊，稍用力下压使颈部前屈，然后颈部用力尽量后仰，做10次，每次在最大限度时保持静止2～3秒。

2. 伸展肩部

十指交叉上举，掌心朝上，然后由慢到快，用力向后振10次。

3. 伸展胸背

双手于背后相握，含胸低头，然后抬头挺胸，两臂向背后伸展，将胸部向前用力推出，做10次。

4. 伸展体侧

一手插腰，另一手臂伸直上举，上体稍侧屈，手臂用力向侧上方伸展8次，然后换另侧做。

5. 伸展腰腹

两手抱头，体前屈，然后上体后仰，肘关节外展，尽量把身体伸直，慢速做10次。

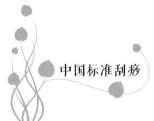

6. 伸展腿部

双腿屈膝置于胸前，然后两腿同时伸直，脚尖前伸，重复 10 次。

提示：以上每个动作要缓慢进行，伸展到自己的极限之后要保持静止 2 ~ 3 秒，才能达到减压放松的效果。

以上方法都有缓解身体肌肉紧张和精神压力的功效，可以在工作中抽出适当的时间进行，不仅可以预防亚健康症状的发生，还可以提高工作效率，起到事半功倍的效果。

刮痧知识：挑痧法

挑痧法，又称放痧法（参照图 40），指的是刮痧后，皮肤出现瘀斑、痧疱或青紫肿块，用酒精棉球消毒后，用三棱针或一次性放血针头紧贴皮肤平行刺入血泡中，并放出瘀血少许，使瘀血、邪毒得泻，然后再用碘酒消毒，胶布或创可贴加压固定，因此又叫挑刮法。

此法用以防治中暑、急性腰扭伤、下肢静脉曲张等，主要挑刺委中、承山、太阳穴等处扩张的浅表静脉和刮痧后的瘀血痧毒。

六、美发护发——刮痧防治白发、脱发

世传伍子胥过昭关，一夜急白了头，第二天更衣换装后，无人辨识，便混过了昭关，因祸得福。现实生活就没有这么幸运了，多少青年因为少白头而错过佳缘、良机。白发、脱发从表面看好像是身体外部出了问题，其实问题的根源是在身体内部。

中医认为，肝藏血，发为血之余；肾藏精，其华在发，肝肾亏虚，气血衰弱。毛囊得不到充足的营养，一种情况是合成黑色素能力减弱，出现白发，还有一种情况就是毛囊萎缩或者坏死，造成脱发。

现代生活中白发、脱发已经成为很多朋友的心病了。那么，早年白发、脱发可否变黑、再生呢？实践证明，白发并非不可逆转，脱发并非不可再生，只要毛乳头里的毛母细胞正常存在，祛除某些障碍或致病因素，头发仍然可以变黑、再生。因此，不必为了自己有些白发而过分烦恼，否则可能造成恶性循环，产生更多的白发、脱发。但是，更不能抱有侥幸心理，认为是小事情而拖延，错过了治疗白发、脱发的最佳时机。白发和脱发的出现都有很多的诱因，如精神、营养、遗传等。

刮痧乌发生发的基本方法

刮拭头皮能促进血液循环，使毛囊获得所需的营养物质，促使

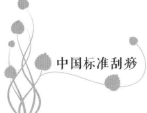

头发的良好生长，并且能延长头发的寿命。日常生活中，每天坚持进行 5 分钟左右的头皮刮痧，可以促进血液循环，使头发柔软，提高新陈代谢，促进头发的发育，预防白发、脱发。

刮痧重点

◎脑侧部：足少阳胆经——风池
◎脑前部：督脉——百会、神庭
◎脑后部：足少阳胆经——风池
◎下肢：足太阴脾经——阴陵泉、血海、三阴交；足少阴肾经——太溪

1. 刮头侧部（参照图 46）

从太阳穴附近开始，绕耳上，向头侧后部乳突和风池穴方向刮拭，先轻刮，然后力量逐渐加重，以能够承受为度，最后再逐渐减力轻刮，每一侧刮拭 10 ~ 20 次。如果不清楚穴位的定位，可以用刮痧板的厚面绕耳后画一问号进行刮拭，基本上能够囊括足少阳胆经的循行区域。

2. 刮头前部（参照图 47）

从头顶部向前部刮拭，即从百会穴向前刮至神庭穴区，就像梳子梳头一般，用刮板的平边、边角，沿着正中梳刮，逐渐向两侧扩展，如此每一个部位刮拭 10 ~ 20 次。

3. 刮头后部（参照图 48）

用上述刮脑前部的方法刮拭脑后之枕骨、完骨部位，每一部位刮拭 10 ~ 20 次。用刮痧板的角点压按揉督脉百会、足少阳胆经风池。

4. 刮下肢

刮拭补益肝肾、生精养血祛风的足太阴脾经血海、阴陵泉、三阴交和足少阴肾经太溪等部位（图 87、91），也可每个穴位各按揉 3 ~ 5 次即可。

刮痧加减

如果青少年时就出现了头发开始变白的趋势，也就是老百姓常说的"少白头"，依文献记载，不妨尝试一下服用首乌、当归等药物，或是在日常生活中吃一些黑芝麻和核桃等促黑发生成的食物，这些对于白发变黑都有一定的效果，可以长期服用。与此同时，还要尽量少吃一些动物类油脂和含糖较多的食物。

如果头皮上经常"出油"，头发总是亮亮、油油的，头发稀疏，可能已经患上了脂溢性脱发。这时应该多吃一些清淡一点的食物，多吃水果和蔬菜，而少吃一些辣椒、大蒜等刺激性的食物，还可以配合服用维生素 B_2、维生素 B_6 等。

如果伴有眼干、看东西模糊、视力降低，还可以加刮或重点刮拭肝俞、三阴交等穴位，以起到滋肝明目的功效。

如果伴有腰膝酸软，走路没有力气，可能是因为肾气不足所导致，还可以加刮或重点刮拭肾俞、太溪、三阴交等穴位，以起到补肾的功效。

如果还伴有心烦口渴、坐立不安、烦躁，甚至经常流鼻血等症状，还可以加刮三阴交、太溪、血海等穴位，以起到滋阴凉血的作用。

头发保养常识

1. 不用塑料梳子

塑料梳子易产生静电，会给头发和头皮带来不良刺激，最理想

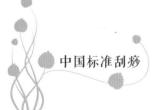

的是选用水牛角刮痧梳、黄杨木梳等，既能去除头屑，增加头发光泽，又能按摩头皮，促进血液循环。

2. 避免暴晒

日光中的紫外线会对头发造成损害，使头发干枯变黄，因此夏季要避免日光暴晒，在室外游泳、日光浴时尤其要注意防护。

3. 时常更换梳发方向

头发缝儿分开的地方，由于常常被阳光照射的关系，将会呈现特别的干燥或变薄。不妨将分开的方向改变，不但能够享受变换发型的乐趣，又能避免分开处干燥，而导致秃头之麻烦。

4. 勤洗发

洗发的间隔最好是 3 ~ 5 天，洗发的同时需边搓边按摩，既能保持发根的清洁，又能促进头皮的血液循环。

5. 使用弱酸性天然洗发剂

脱脂性强或碱性洗发剂的脱脂性和脱水性均很强，易使头发干燥，应选用对头皮和头发无刺激性的弱酸性天然洗发剂，或根据自己的发质选用适合产品，保持相对固定，尽量不要反复更换或使用旅途中提供的一次性洗发用品。

6. 戒烟酒

吸烟会使头皮毛细管收缩，从而影响头发的发育生长；白酒能够助湿增热，体内的湿热可引起脱发。

7. 消除精神压力

焦虑不安会导致脱发，生活越紧张，工作越忙碌，压抑的程度越深，脱发的机会就越高。经常进行深呼吸、散步、做松弛体操等，可消除当天的精神疲劳，清除血液的毒素。

8.减少染发、烫发，吹风要慎重

染发、烫发剂中含有化学染料，经常应用会使头发失去光泽和弹性，并且有的产品具有很强的毒副作用，有碍健康；吹风机吹出的热风温度达100℃，会破坏毛发组织，损伤头皮，要避免总吹风。

🌸 刮痧知识：梳刮法

现代人因工作节奏快、压力增大、运动不足、睡眠质量下降以及环境污染等因素常会导致心身疲劳和不适，为了缓解身心疲劳和提高应激力，完全可以自己刮痧或在家庭成员之间、单位同事之间相互刮痧，以达到锻炼和保健的目的。在平常看电视或者饭后散步的时候，还可以拿刮痧梳或者刮痧板随时刮拭头部，从前额发际处及双侧太阳穴处向后发际处做有规律的单方向刮拭，刮痧板或刮痧梳与头皮呈45°角，动作宜轻柔和缓，如梳头的样子，也就是我们平常所说的梳刮法（参照图28），对于缓解头痛、头晕、疲劳、失眠和精神紧张等不适有很好的效果。

七、夫妻互刮——增进夫妻生活情趣的健身大法

夫妻关系是人与人之间一种特殊的结合，夫妻之间的爱是两个人经过一定时期的磨合而产生的真挚情感。俗话说："一日夫妻百日恩"。真正的夫妻相爱是两颗心灵的碰撞、融合、互补，爱的结果应该是双方都能得到最大的精神满足。

不管是什么时候，一旦成为了夫妻，就应该不再是简单的男女结合了。双方用什么方式去相爱，这也许不是最关键的，最重要的是都要真心诚意地对对方负责任，尽自己的最大努力来满足对方的需要，以对方的快乐为自己的快乐，彼此照顾，彼此关心。夫妻互助刮痧是夫妻双方消除疲劳、调整身心状态、亲密双方关系的有效方法。男女双方如果能经常进行正确的互助刮痧，不仅可以解除身体的各种不适症状，帮助对方拥有良好的身体素质，而且能够有效地交流情感，增强情趣，沟通心灵，起到促进彼此身心健康，促进家庭和睦的作用。

在家里操作刮痧的时候，可以先洗一个热水浴，洗完后可以听上一段轻柔的音乐，让自己的身心先放松，然后进行刮痧，这样效果会更好。刮痧的部位包括：

1. 刮项背部（参照图 52、55、65、 67 ）

让对方俯卧床上，可以在他身体一侧，手持刮痧板，先点按对方颈部的风池穴，然后刮拭颈部两侧；之后沿着背部的足太阳膀胱经和督脉，分段刮至腰骶部。由于足太阳膀胱经上有许多的背俞穴，而

督脉作为人体的"阳脉之海"，具有调控人体所有阳脉的功效。因此，通过刮拭这两条经脉可以起到调节五脏功能，激发人体阳气，松弛身心状态的功效。

2. 刮腹部（参照图 73）

取仰卧位，从腹部正中任脉的上脘穴位置向下刮至肚脐，然后再向下刮至关元、中极直到曲骨穴。这些部位对应为人体内脏神经和消化腺体比较集中的部位，可以调节人体脏腑功能，提高脾胃消化能力，增强人体后天之本，同时也增加了夫妻面对面贴近交流的机会，培养情感。

3. 刮下肢

用刮板有力地刮拭下肢内侧、外侧和后侧的部位，注意要尽量拖长刮拭的动作，反复多次，这样有助于缓解忙碌一天后大、小腿肌肉的紧张，促进下肢循环，缓解疲劳。然后用刮板温柔地点按对方的脚底，由于脚底有大量的神经反射区，通过刮拭足底，可以起到放松精神，调节脏腑功能的功效。

夫妻互助刮痧法多在夜间睡前进行，涂少量刮痧乳，刮后不必擦洗，直接入睡，另外手法要轻柔，轻手法刮拭能有效放松肌肉，缓解疲劳，帮助安然入睡，让人在体会刮痧的乐趣的同时享受夫妻之间的甜蜜和温馨！

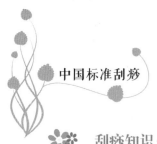

中国标准刮痧

刮痧知识：双刮法

双刮法，又称双板刮痧法（参照图38）。双手各握一板，在同一部位双手交替刮拭，或同时刮拭两个部位，双手均匀用力，平稳操作，此法适宜于脊柱双侧、腹部和双下肢同时刮拭。

八、常人刮痧——九种不同体质的刮痧保健法

　　我们经常在医院门诊时遇见这样一些患者，以前吃鱼虾是不过敏的，最近不知怎么就过敏了，而且不止一次，或者多年以前的过敏性鼻炎早已治愈，今年又突然发病了，这些是怎么回事呢？就诊时医生可能会说，这些问题与体质有关。

　　体质，是对每个人身心特性的概括，是每个人在先天遗传的基础上，受后天内外环境的影响，在生长发育的过程中形成的个性特征。简要地说，体质是指人体自身的质量，是人体在形态、生理、生化和行为上相对稳定的特征。

　　中医认为人体以五脏为中心，通过经络系统把六腑、五官、九窍、四肢百骸等全身组织器官联系成一个有机的整体，以精、气、血、津液为物质基础，完成统一的功能活动。因此体质实质上是通过组织器官表现出来的脏腑气血阴阳之偏颇和功能活动之差异，是人体生理活动综合状况的反映。脏腑、经络的结构变化和功能盛衰，以及精、气、血、津液的盈亏都是决定人体体质的重要因素。

　　体质具有特异性、多样性和可变性，形成了个体对疾病的易感倾向、病变性质、疾病过程及其对治疗的反映等方面的明显差异。因此，中医学强调"因人制宜"，在预防保健和疾病治疗上，因人、因地、因时而采取相应的方法，辨证施术，根据不同体质而进行不同的饮食调护、运动调理、药物调治、刮痧拔罐、按摩推拿等，保持人体的阴

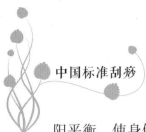

阳平衡，使身体处于健康状态。

刮痧疗法以其简、便、廉、验、速以及副作用少、安全可靠等特点，被大众作为保健强身和防病的有效方法而接受，自我保健刮痧是一种天然疗法、绿色疗法，对于现代人工作节奏加快、压力增大、运动不足、睡眠质量下降以及环境污染（水、空气、噪音、电磁波）等因素影响下的身心疲劳和不适，缓解身心疲劳和提高应激能力具有很好的作用，如经常刮拭头部可缓解头皮紧张和改善头部血管的血液循环，消除疲劳；刮背部各腧穴，可调理五脏六腑之气血，使机体内外平衡协调，气血运行通畅；刮内关对心脏进行双向调节，使心主血脉和主神志功能正常；刮腹部和足三里等经穴，调理脾胃气血，增强胃肠蠕动，使消化吸收功能如常运行，人体精力充沛，气血旺盛。

同样是健康的人，体质却千差万别，对一个人的体质强弱要从形态、功能、身体素质、对环境气候适应能力和抗病能力等多方面进行综合评价。所谓大众刮痧，就是每一个人根据自己的体质，选择适合的刮痧方法。中医将人体体质大体分为九种类型，主要有：

平和质（A型）

1. 总体特征
阴阳气血调和，以体态适中、面色红润、精力充沛等为主要特征。

2. 形体特征
体形匀称健壮。

3. 常见表现
面色、肤色润泽，头发稠密有光泽，目光有神，鼻色明润，嗅觉通利，唇色红润，不易疲劳，精力充沛，耐受寒热，睡眠良好，胃纳佳，二便正常，舌色淡红，苔薄白，脉和缓有力。

4.心理特征

性格随和开朗。

5.发病倾向

平素患病较少。

6.对外界环境适应能力

对自然环境和社会环境适应能力较强。

平和质是指阴阳平衡，气血旺盛流畅，脏腑功能正常协调，机体抗病力强的生理特征。平和质多由先天禀赋良好，加之后天调养得当所形成。通常可以这样形容："吃得香、睡得沉、精神爽、排得畅"。

刮痧保健方案

（1）取俯卧位，用轻刮法、慢刮法刮背部督脉及两侧足太阳膀胱经循行区域，每部位刮拭 20 ~ 30 次即可（参照图 65、67），尽可能拉长距离。

（2）取仰卧位，首先用刮痧板的平面顺时针摩擦肚脐 5 ~ 10 圈，

刮痧重点

◎背部：脊柱督脉及脊柱两侧足太阳膀胱经
◎腹部：任脉——关元、中极
◎上肢：手阳明大肠经——合谷
◎下肢：足阳明胃经——足三里

然后以肚脐为分界点，分为上下两段用直线角刮法刮拭腹部任脉循行部位，每段刮拭 10 ~ 20 次，最后再用刮痧板的平面顺时针摩擦肚脐

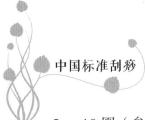

5 ~ 10 圈（参照图 73）。

（3）取仰卧位，用直线刮法刮拭前臂外侧手阳明大肠经循行区域，重点刮拭合谷穴区，也可点压按揉，每侧刮拭 10 ~ 20 次（参照图 83）。

（4）取仰卧位，用直线刮法刮拭小腿外侧足阳明胃经循行区域，重点刮拭足三里穴区，也可点压按揉，每侧刮拭 20 ~ 30 次（参照图 88）。

气虚质（B 型）

1. 总体特征

元气不足，以疲乏、气短、自汗等气虚表现为主要特征。

2. 形体特征

肌肉松软不实。

3. 常见表现

平素语音低弱，气短懒言，容易疲乏，精神不振，易出汗，舌淡红，舌边有齿痕，脉弱。

4. 心理特征

性格内向，不喜冒险。

5. 发病倾向

易患感冒、内脏下垂等病，病后康复缓慢。

6. 对外界环境适应能力

不耐受风、寒、暑、湿邪。

气虚质是指元气不足，脏腑功能衰弱，抗病力不强的生理特征。

气虚质的人多由先天禀赋薄弱，或后天调养不当，或久病不复所致。气虚质的人宜补气健脾，刮痧治疗时可选补气、健脾胃的经脉或穴位，如脾俞、胃俞、足三里、中脘、气海、关元等穴位，手法也多用轻手法、补刮法。

刮痧保健方案

（1）取俯卧位，用直线刮法、补刮法刮背部足太阳膀胱经循行区域，重点刮拭肺俞、脾俞、胃俞等穴位，也可点压按揉，每侧刮拭20 ~ 30次（参照图67）。

（2）取仰卧位，首先用刮痧板的平面顺时针摩擦肚脐5 ~ 10圈，然后以肚脐为分界点，分为上下两段用直线角刮法刮拭腹部任脉循行部位，重点刮拭中脘、气海、关元等穴位，也可点压按揉，每段刮拭10 ~ 20次，最后再用刮痧板的平面顺时针摩擦肚脐5 ~ 10圈（参照图73）。

（3）取仰卧位，用直线刮法刮拭小腿外侧足阳明胃经循行区域，重点刮拭足三里穴区，也可点压按揉，每侧刮拭20 ~ 30次（参照图88）。

刮痧重点

◎背部：足太阳膀胱经——肺俞、脾俞、胃俞
◎腹部：任脉——中脘、神阙、气海、关元、中极
◎下肢：足阳明胃经——足三里

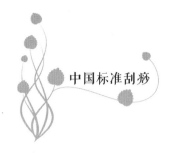

阳虚质（C型）

1. 总体特征

阳气不足，以畏寒怕冷、手足不温等虚寒表现为主要特征。

2. 形体特征

肌肉松软不实。

3. 常见表现

平素畏寒，手足不温，喜热饮食，精神不振，舌淡胖嫩，脉沉迟。

4. 心理特征

性格多沉静、内向。

5. 发病倾向

易患痰饮、肿胀、泄泻等病，感邪易从寒化。

6. 对外界环境适应能力

耐夏不耐冬，易感风、寒、湿邪。

阳虚质是指阳气偏衰，功能减退，热量不足，抗寒力弱的生理特征。阳虚质的人多由先天禀赋不足，或后天调养不当所致，多见于形体白胖者。阳虚质的人宜温补壮阳。这种体质可以刮拭肾俞、命门、腰阳关、关元、足三里、气海、中极等强壮穴位，手法也用轻手法、补刮法。

刮痧保健方案

（1）取俯卧位，用直线刮法刮拭项部督脉大椎穴，也可点压、按揉，刮拭 10 ~ 20 次。

（2）用轻刮、补刮法刮拭腰背部足太阳膀胱经循行区域，重点刮拭肾俞、命门、腰阳关等穴位，也可点压按揉，每侧刮拭20 ~ 30次（参照图 67 ）。

> **刮痧重点**
>
> ◎ 项部：督脉——大椎
> ◎ 背腰部：足太阳膀胱经——肾俞；督脉——命门、腰阳关
> ◎ 腹部：任脉——气海、关元、中极
> ◎ 下肢：足阳明胃经——足三里

（3）取仰卧位，用直线、角刮法刮拭腹部任脉循行部位，重点刮拭气海、关元、中极等穴，也可点压按揉，刮拭 10 ~ 20 次为宜（参照图 73）。

（4）取仰卧位，用直线刮法刮拭小腿外侧足阳明胃经循行区域，重点刮拭足三里穴区，也可点压按揉，每侧刮拭 20 ~ 30 次（参照图 88 ）。

阴虚质（D 型）

1. 总体特征

阴液亏少，以口燥咽干、手足心热等虚热表现为主要特征。

2. 形体特征

体形偏瘦。

3. 常见表现

手足心热，口燥咽干，鼻微干，喜冷饮，大便干燥，舌红少津，脉细数。

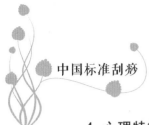

4. 心理特征

性情急躁，外向好动，活泼。

5. 发病倾向

易患虚劳、失精、不寐等病，感邪易从热化。

6. 对外界环境适应能力

耐冬不耐夏，不耐受暑、热、燥邪。

阴虚质是指阴精偏衰，功能虚亢的生理特征。阴虚质的人多由先天禀赋不足，后天调养失当，或久病不愈所致，多见瘦人，阴虚质的人宜滋补养阴，刮痧治疗时宜选阴经，多用轻手法、慢刮法。

刮痧保健方案

（1）取俯卧位，轻刮、慢刮腰背部足太阳膀胱经循行区域，重点刮拭肺俞、脾俞、肝俞、心俞、肾俞等穴位，也可点压按揉，每侧刮拭 20 ~ 30 次为宜（参照图 67）。

（2）取坐位，用直线刮法刮拭上肢手太阴肺经、手厥阴心包经循行区域，重点刮拭尺泽到列缺、曲泽到内关穴区，也可点压按揉，每侧刮拭 10 ~ 20 次为宜。

（3）取坐位，用直线刮法刮拭下肢足太阴脾经、足厥阴肝经、足少阴肾经循行区域，重点刮拭血海、

刮痧重点

◎腰背部：足太阳膀胱经——肺俞、脾俞、肝俞、心俞、肾俞

◎上肢：手太阴肺经——尺泽；手厥阴心包经——内关

◎下肢：足厥阴肝经——曲泉；足太阴脾经——血海、三阴交；足少阴肾经——太溪

曲泉、三阴交、太溪穴区，也可点压按揉，每侧刮拭 20 ～ 30 次（参照图 85、87、91）。

痰湿质（E型）

1.总体特征

痰湿凝聚，以形体肥胖、腹部肥满、口黏苔腻等痰湿表现为主要特征。

2.形体特征

体形肥胖，腹部肥满松软。

3.常见表现

面部皮肤油脂较多，多汗且黏，胸闷，痰多，口黏腻或甜，喜食肥甘甜黏，苔腻，脉滑。

> **刮痧重点**
>
> ◎腰背部：足太阳膀胱经——肺俞、脾俞、肾俞、膏肓
> ◎上肢：手太阳小肠经——支正
> ◎下肢：足阳明胃经——丰隆；足太阴脾经——阴陵泉

4.心理特征

性格偏温和、稳重，多善于忍耐。

5.发病倾向

易患消渴、中风、胸痹等病。

6.对外界环境适应能力

对梅雨季节及潮湿环境适应能力差。

痰湿质是指有水液代谢减退，痰湿停滞体内的生理特征。痰湿质多由于脏腑功能失调所致，多见肥胖丰满者，易患肥胖、高血压、糖尿病、脂肪肝等。痰湿质的人宜健脾化湿，利水渗湿。痰湿质应重点在于健脾化湿，多选足太阴脾经、手太阴肺经、足少阴肾经、手少

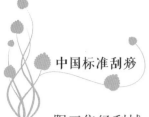

阳三焦经刮拭，可以刮拭脾俞、胃俞、足三里、丰隆、阴陵泉等腧穴，手法也宜用平补平泻等。

刮痧保健方案

（1）取俯卧位，用直线刮法刮拭腰背部足太阳膀胱经循行区域，重点刮拭肺俞、脾俞、肾俞、膏盲等穴区，也可点压按揉，每侧刮拭20～30次为宜（参照图67）。

（2）取坐位，用直线、平补平泻刮法刮拭上肢外侧手太阳小肠经循行区域，从小海穴刮至阳谷穴，重点刮拭支正穴区，也可点压按揉，每侧刮拭10～20次为宜；然后刮拭内侧手太阴肺经，列缺、太渊穴区，每侧刮拭10～20次。

（3）取坐位，用直线刮法刮拭下肢足阳明胃经循行区域，从足三里经丰隆刮至解溪穴，重点刮拭丰隆穴，然后刮拭足太阴脾经循行区域，从阴陵泉刮至三阴交，重点刮拭阴陵泉穴，也可点压按揉，每侧刮拭20～30次。

湿热质（F型）

1.总体特征
湿热内蕴，以面垢油光、口苦、苔黄腻等湿热表现为主要特征。

2.形体特征
形体中等或偏瘦。

3. 常见表现

面垢油光，易生痤疮，口苦口干，身重困倦，大便黏滞不畅或燥结，小便短黄，男性易阴囊潮湿，女性易带下增多，舌质偏红，苔黄腻，脉滑数。

4. 心理特征

容易心烦急躁。

5. 发病倾向

易患疮疖、黄疸、热淋等病。

6. 对外界环境适应能力

对夏末秋初湿热气候，湿重或气温偏高环境较难适应。

湿热质多因脾胃和肝胆功能失调所致。湿热质的人应注意起居环境的改善和饮食调理，不宜暴饮暴食、酗酒，少吃肥腻食品、甜味品，以保持良好的消化功能，避免水湿内停或湿从外入，这是预防湿热的关键。这种体质的人性格多急躁易怒，刮痧治疗时宜选手阳明大肠经、足太阴脾经、足阳明胃经、足厥阴肝经、足少阳胆经，可以刮拭曲池、阴陵泉、阳陵泉等腧穴，手法宜采用泻刮法来清热利湿。

刮痧保健方案

（1）取俯卧位，用直线刮法刮拭项背部督脉、足太阳膀胱经循行区域，重点刮拭大椎、风门、肝俞、胆俞、脾俞、三焦俞等穴位，也可点压按揉，每侧刮拭 20 ～ 30 次为宜（参照图 65、67）。

（2）取坐位，用直线重刮法刮拭上肢外侧手阳明大肠经循行区域，从曲池刮至偏历，重点刮拭曲池穴区，也可点压按揉，每侧刮拭10～20次为宜（参照图80）。

（3）取坐位，用直线刮法刮拭下肢足阳明胃经循行区域，从足三里经丰隆刮至解溪穴，重点刮拭丰隆穴，然后刮拭足少阳胆经循行区域，从阳陵泉刮至光明，重点刮拭阳陵泉穴，也可点压按揉，每侧刮拭20～30次（参照图90）。

刮痧重点

◎项背部：督脉——大椎；足太阳膀胱经——风门、肝俞、胆俞、脾俞、三焦俞
◎上肢：手阳明大肠经——曲池
◎下肢：足阳明胃经——丰隆；足少阳胆经——阳陵泉

血瘀质（G型）

1.总体特征

血行不畅，以肤色晦黯、舌质紫黯等血瘀表现为主要特征。

2.形体特征

胖瘦均见。

3.常见表现

肤色晦黯，色素沉着，容易出现瘀斑，口唇黯淡，舌黯或有瘀点，舌下络脉紫黯或增粗，脉涩。

4.心理特征

易烦，健忘。

5.发病倾向

易患癥瘕及痛症、血症等。

6. 对外界环境适应能力

不耐受寒邪。

血瘀质是指血行迟缓不畅的生理特征。血瘀质的人多由情志长期抑郁，或久居寒冷地域，或脏腑功能失调所致，多见瘦人。血瘀质的人宜行气活血。刮痧治疗时宜根据患者体质，可以刮拭血海、膈俞、足三里、合谷等腧穴，疏通经络、活血化瘀，适当用重手法、点压按摩手法，并可同时服用促进血液循环的食品或保健药品。

刮痧保健方案

（1）取俯卧位，用直线刮法刮拭项背部足太阳膀胱经循行区域，重点刮拭膈俞穴，也可点压按揉，每侧刮拭 20 ～ 30 次为宜（参照图 67）。

（2）取仰卧位，用直线刮法刮拭上肢外侧手太阴肺经循行区域，从尺泽刮至太渊，重点刮拭孔最、太渊等穴区，也可点压按揉，每侧刮拭 10 ～ 20 次为宜。

刮痧重点

◎背部：足太阳膀胱经——膈俞
◎上肢：手太阴肺经——孔最、太渊
◎下肢：足阳明胃经——足三里；足太阴脾经——血海；足厥阴肝经——曲泉

（3）取坐位，用直线刮法刮拭下肢胃经循行区域，从足三里经丰隆刮至解溪穴，重点刮拭足三里穴，然后刮拭足太阴脾经循行区域，从血海刮至三阴交，重点刮拭血海穴，也可点压按揉，之后刮拭足厥阴肝经循行区域，主要从曲泉刮至三阴交，每部位刮拭 20 ～ 30 次（参

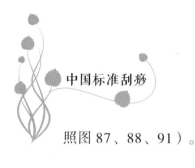

照图 87、88、91）。

气郁质（H 型）

1. 总体特征

气机郁滞，以神情抑郁、忧虑脆弱等气郁表现为主要特征。

2. 形体特征

形体瘦者为多。

3. 常见表现

神情抑郁，情感脆弱，烦闷不乐，舌淡红，苔薄白，脉弦。

4. 心理特征

性格内向不稳定、敏感多虑。

5. 发病倾向

易患脏燥、梅核气、百合病及郁症等。

6. 对外界环境适应能力

对精神刺激适应能力较差，不适应阴雨天气。

气郁质是指气机壅滞不畅的生理特征。气郁质的人多由情志内郁或脏腑功能失调所致，以妇女为多。气郁质的人宜行气散郁，可以经常刮拭足厥阴肝经上的太冲、期门、章门和任脉上的膻中等具有疏肝理气、解郁散结作用的腧穴，手法可用快刮法、直线刮法。

刮痧重点

◎胸部：任脉——膻中；足厥阴肝经——期门
◎腹部：任脉——气海
◎下肢：足厥阴肝经——太冲

刮痧保健方案

（1）取仰卧位，用直线刮法刮拭胸腹部任脉循行区域，以肚脐为分界，分上下两端刮拭，重点刮拭膻中、气海穴，也可点压按揉，刮拭 20 ~ 30 次为宜；然后用刮痧板薄面边缘，采用轻刮法、角刮法从胸部正中由内向外刮拭，每一肋间隙刮拭 10 ~ 20 次为宜，从上向下依次刮至乳根，乳头部位跳过不刮，点压按揉期门、章门等穴位（参照图 68、69、71）。

（2）取仰卧位，用直线刮法刮拭下肢足厥阴肝经循行区域，从曲泉刮至三阴交（参照图 91）每部位刮拭 20 ~ 30 次，用刮痧板的角刮拭太冲穴或点压按揉。

特禀质（I型）

1. 总体特征
先天失常，以生理缺陷、过敏反应等为主要特征。

2. 形体特征
过敏体质者一般无特殊；先天禀赋异常者，或有畸形，或有生理缺陷。

3. 常见表现
过敏体质者常见哮喘、风团、咽痒、鼻塞、喷嚏等，患遗传性疾病者有垂直遗传、先天性、家族性特征，患胎传性疾病者具有母体

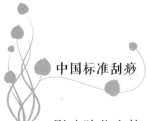

影响胎儿个体生长发育及相关疾病特征。

4. 心理特征

随禀质不同情况各异。

5. 发病倾向

过敏体质者易患哮喘、荨麻疹、花粉症及药物过敏等；遗传性疾病，如血友病、先天愚型等；胎传性疾病，如五迟（立迟、行迟、发迟、齿迟和语迟）、五软（头软、项软、手足软、肌肉软、口软）、解颅、胎惊等。

6. 对外界环境适应能力

适应能力差，如过敏体质者对易致过敏季节适应能力差，易引发宿疾。

特禀质的人根据个体的实际情况制定不同的刮痧治疗方案。主要是指过敏体质者，这种体质之人比较敏感，很容易对某种物质过敏，可以刮拭风池、外关、血海等腧穴。手法以轻刮法为主。

刮痧保健方案

（1）取俯卧位（参照图 53、54、55），用直线刮法、轻刮法刮拭项部督脉循行区域，从颈上的风府穴刮向大椎穴、陶道穴方向；然后刮拭脊柱两侧的足太阳膀胱经循行区域，从天柱穴向下刮至风门穴；之后用弧线刮法刮拭项部左右两侧足少阳胆经循行区域，分别从完骨穴、风池穴刮至肩井穴，每一部位刮拭 20 ～ 30 次为宜。风门、风池穴可采用点压法、按揉法（参照图 52）。

（2）取仰卧位，用边刮法、轻刮法刮拭腹部任脉循行区域，从上脘穴向下刮至中脘穴、下脘穴，从气海穴向下刮至关元穴、中极穴，刮拭 20 ~ 30 次为宜，中脘穴可采用点压法、按揉法（参照图 75）。

（3）取仰卧位，用直线刮法刮拭上肢手阳明大肠经、手太阴肺经循行区域，从曲池穴刮至阳溪穴，从尺泽穴刮至太渊穴，每部位刮拭 10 ~ 20 穴，点压按揉曲池、尺泽穴（参照图 80）。

> **刮痧重点**
>
> ◎项部：督脉——风府、大椎；足太阳膀胱经——风门；足少阳胆经——风池
> ◎腹部：任脉——中脘
> ◎上肢：手阳明大肠经——曲池；手太阴肺经——尺泽
> ◎下肢：足太阴脾经——血海、三阴交；足太阳膀胱经——委中

（4）取俯卧位（参照图 85、86），用直线刮法刮拭下肢足太阳膀胱经、足太阴脾经循行区域，从阴门刮至委中，从委中刮至承山穴，从血海刮至三阴交穴，每部位刮拭 20 ~ 30 次，点压按揉血海、三阴交穴，委中穴可采用击打法、挑痧法（参照图 87、89、91）。

刮痧知识：刮痧适应证

刮痧具有普适性的特点，对疼痛性疾病、骨关节退行性疾病和神经、肌肉、血管性等疾病，均有较好的防治效果。健康人群进行刮痧保健，可以增强体质、调节功能、预防疾病的发生；亚健康人群进行刮痧保健，可以促进康复，防止其向疾病转变；慢性病人群进行刮痧康复，可以改善症状，延缓病情发展，并且具有易学、安全、有效、

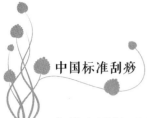

容易走进社区为广大群众所接受的优势。刮痧疗法作为大众保健技术具有很好的推广实用价值，广泛应用临床各科，尤其适宜于下列病症：头痛、头晕、失眠、发热、胃痛、腹痛、便秘、腹泻、中暑、痹证、痿证、面瘫、哮喘、中风后遗症、胁痛、呃逆、疲劳、肥胖等内科病症，落枕、颈痛、肩痛、背痛、腰痛、腿痛、膝关节痛、足跟痛、静脉曲张等外科病症，痛经、月经不调、带下病、闭经等妇科病症，黄褐斑、痤疮、荨麻疹等皮肤科病症以及眼花、耳鸣、耳聋等五官科病症等。

参考文献

［1］程莘农.中国针灸学.北京：人民卫生出版社，1964.

［2］孙国杰.针灸学.上海：上海科学技术出版社，1997.

［3］劳动和社会保障部，中国就业培训技术指导中心.保健刮痧师.北京：
中国劳动社会保障出版社，2005.

［4］杨金生.中医刮痧师.北京：中国中医药出版社，2009.

［5］张丽，杨金生.国家职业保健技能社区实用全书.北京：中医古籍出版社，
2008.

［6］杨金生，刘智斌，王莹莹，等.中医保健技术操作规范（第2部分）——
保健刮痧.北京：中国医药科技出版社，2010.

［7］王敬，杨金生.中国健康法大全——400种病症图解治疗绝招.北京：
科学技术出版社，1998.

［8］杨金生，王敬.中国拔罐健康法——168种常见疾病防治大全.北京：
中医古籍出版社，1994.

［9］王琦.中医体质学.北京：人民卫生出版社，2009.

［10］杨金生，王兵，王晓红.单穴治病一针灵.北京：化学工业出版社，
2009.

［11］黎文献，薛长利.针灸简易取穴法.北京：科学普及出版社，1988.

［12］陈炳旗，蔡坚.健康不求人：成德中医养生集萃.北京：军事医学科
学出版社，2008.

［13］张赪.百种良方祛百病.延吉：延边人民出版社，2005.

［14］耿同超.9类人慎用安眠药.中老年保健，2006（5）：35.

［15］叶轻舟.你知道的都是错的：睡眠是养生的第一大补.哈尔滨：哈尔
滨出版社，2009.

［16］尹国有.失眠中医调治145问.北京：金盾出版社，2009.

［17］魏高文，黄丹丹，魏歆然，等.病是吃出来的.太原：山西科学技术
出版社，2009，

［18］张仁秀.抓住健康靠自己.北京：北京科学技术出版社，2010.

［19］彭玉成，叶青，邓彬华，等.助听器选配知识280问.北京：人民军
医出版社，2003.

［20］张全明，邓丽娟.亚健康疾病.北京：科学技术文献出版杜，2006.

附录Ⅰ 手指同身寸取穴

在穴位的取穴方法中经常用到手指同身寸取穴法，即以患者的手指为标准来确定穴位的方法，包括以下三种。

1. 中指同身寸

以患者的中指中节屈曲时，内侧两端纹头之间的距离作为1寸（附图1）。

2. 拇指同身寸

以患者拇指指关节的宽度作为1寸（附图2）。

3. 横指同身寸

又名"一夫法"，是指患者食指、中指、无名指及小指并拢，以中指中节横纹为准，四指的宽度作为3寸（附图3）。

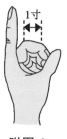
附图 1

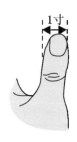
附图 2

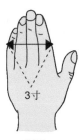
附图 3

附录Ⅱ 刮痧基础知识

刮痧板和刮痧介质 1~6

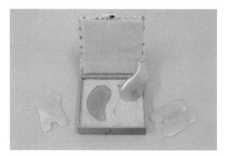

▲ 图1 玉石刮痧板

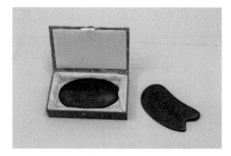

▲ 图2 砭石刮痧板

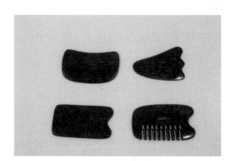

▲ 图3 水牛角刮痧板

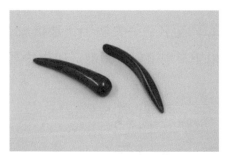

▲ 图4 角形刮痧板

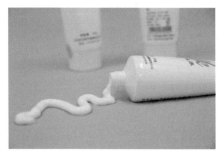

▲ 图5 刮痧乳

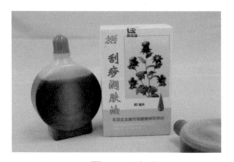

▲ 图6 刮痧油

刮痧姿势 7~10

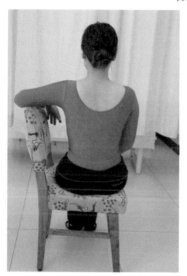

▲ 图 7 侧扶坐位

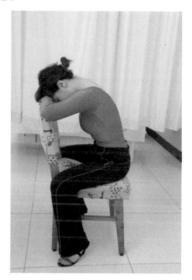

▲ 图 8 俯扶坐位

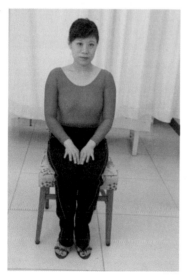

▲ 图 9 端坐位

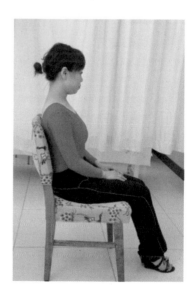

▲ 图 10 仰靠坐位

刮痧姿势 11~14

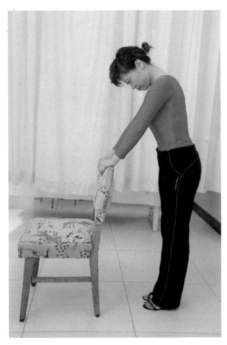

▲ 图11　扶持站位

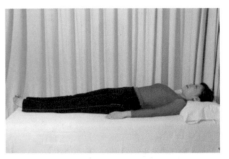

▲ 图12　仰卧位

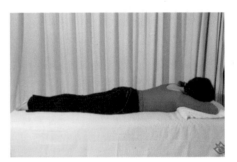

▲ 图13　俯卧位

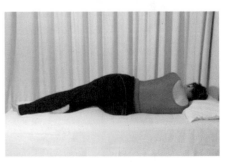

▲ 图14　侧卧位

握板方法 15~18

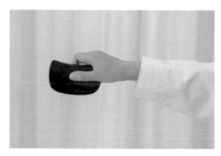

▲ 图 15　握板方法（正面）

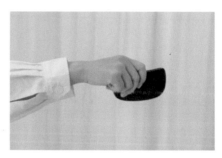

▲ 图 16　握板方法（背面）

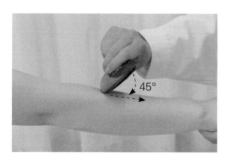

▲ 图 17　正确刮拭角度

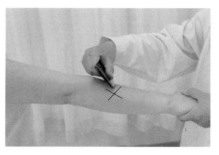

▲ 图 18　错误刮拭角度

刮痧手法 19~24

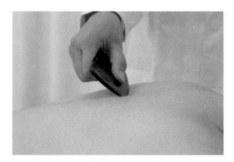

▲ 图19 轻刮法

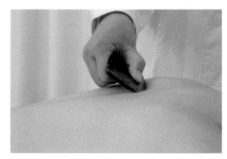

▲ 图20 重刮法

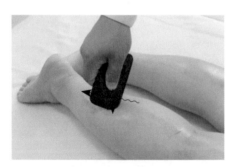

▲ 图21 颤刮法

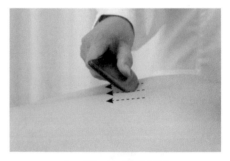

▲ 图22 直线刮法

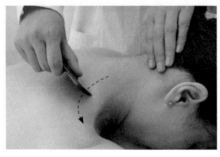

▲ 图23 弧线刮法

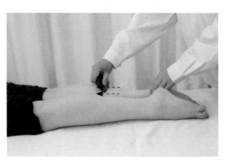

▲ 图24 逆刮法

刮痧手法 25~30

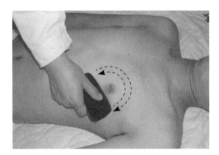

▲ 图 25 旋转法

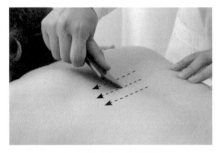

▲ 图 26 推刮法

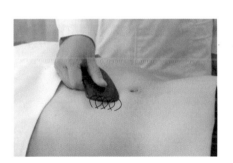

▲ 图 27 摩擦法

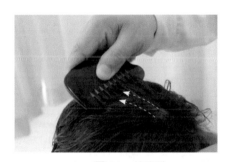

▲ 图 28 梳刮法

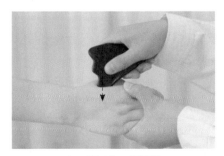

▲ 图 29 点压法

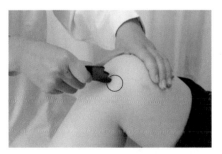

▲ 图 30 按揉法

刮痧手法 31~36

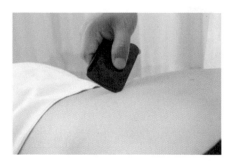

▲ 图31 角刮法

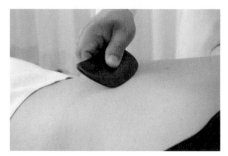

▲ 图32 边刮法

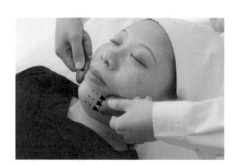

▲ 图33 平抹法

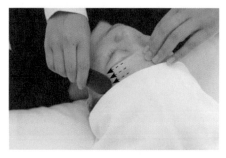

▲ 图34 平推法

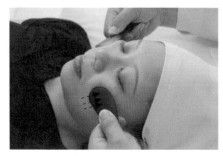

▲ 图35 平压法

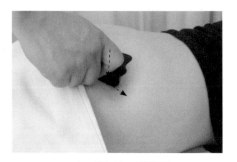

▲ 图36 弹拨法

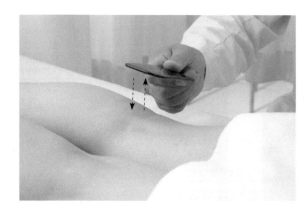

刮痧手法 **37~40**

◀ 图37　拍打法

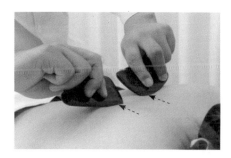

▲　图38　双刮法

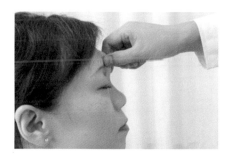

▲　图39　揪痧法①

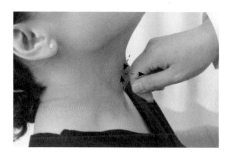

▲　图39　揪痧法②

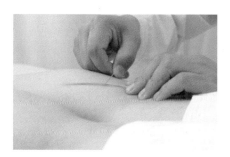

▲　图40　挑痧法

刮痧手法 41~42

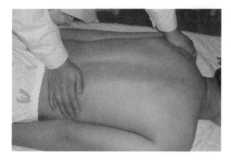

▲ 图41　刮痧按摩法

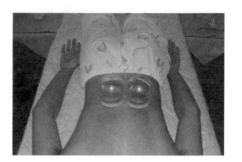

▲ 图42　刮痧拔罐法

正常痧象 43

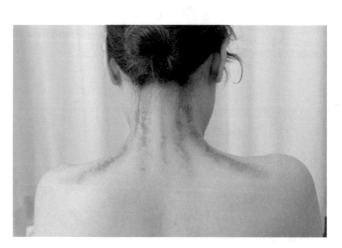

▲ 图43　正常痧象

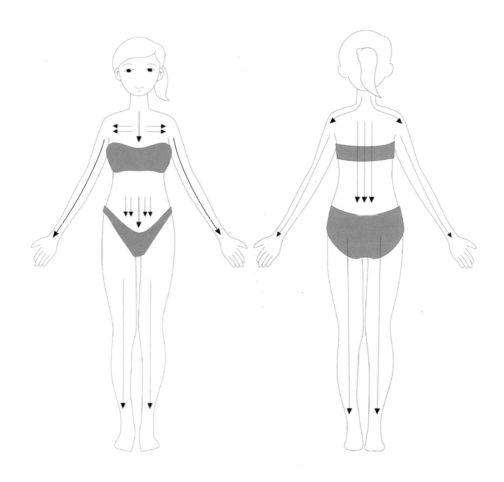

▲ 图44 刮痧顺序①

总原则：先头面后手足，先胸腹后背腰，先上肢后下肢，逐步按顺序刮痧。

胸部：胸部两侧以身体前正中线任脉为界，分别向左右（先左后右）。

腹部：由上向下刮拭，自左侧依次向右侧刮。有内脏下垂者，应由下向上刮拭。

四肢：向上向下刮拭，下肢静脉曲张及下肢水肿患者，应从下向上刮拭，关节骨骼凸起部位应顺势减轻力度

▲ 图44 刮痧顺序②

背部：由上向下刮拭。先刮后背正中线的督脉，再刮两侧的足太阳膀胱经和经外奇经夹脊穴。

肩部：从颈部分别向两侧肩峰处刮拭。

头部刮痧 45~48

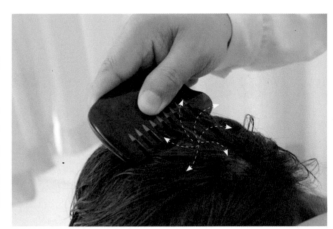

► 图45 以百会为中心向周围放射刮拭

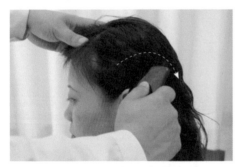

▲ 图46 头部两侧刮痧

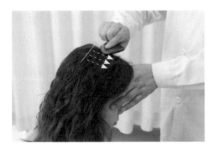

▲ 图47 头正中向前刮痧

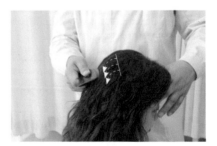

▲ 图48 头正中向后刮痧

头部刮痧 49~52

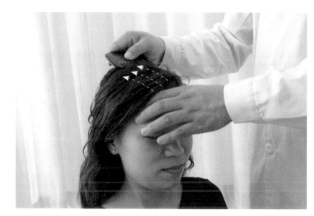

▼ 图 49　梳头法

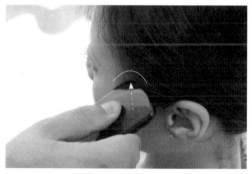

▲　图 50　点压按揉太阳穴

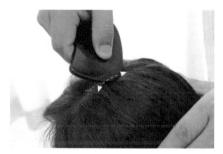

▲　图 51　点压按揉百会穴

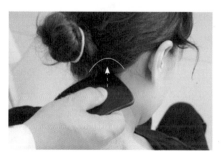

▲　图 52　点压按揉风池穴

颈部刮痧 53~55

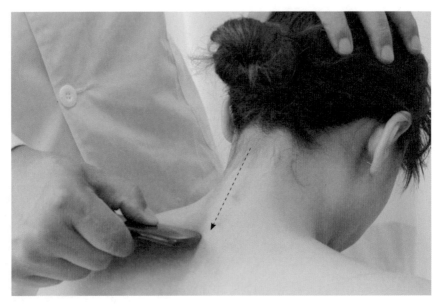

▲ 图 53　颈部正中刮痧

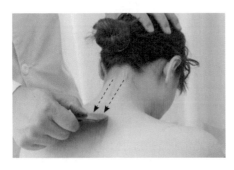

▲ 图 54　颈部脊柱两侧刮痧

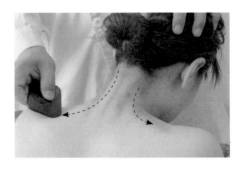

▲ 图 55　颈部外侧刮痧

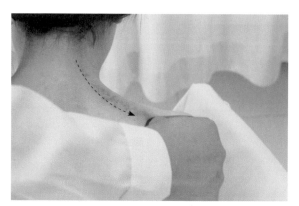

▲ 图 56　肩上部刮痧

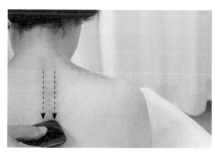

▲ 图 57　肩胛内侧刮痧

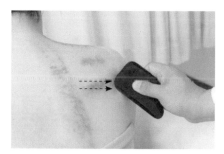

▲ 图 58　肩胛上下刮痧

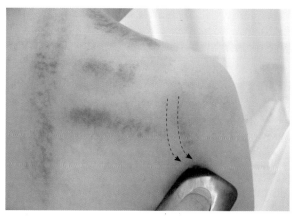

▶ 图 59　肩后部刮痧

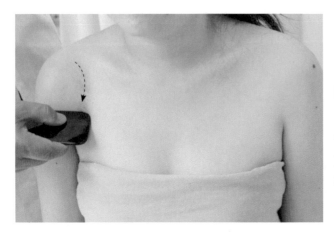

▲ 图 60 肩前部刮痧

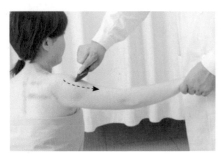

▲ 图 61 肩外侧刮痧

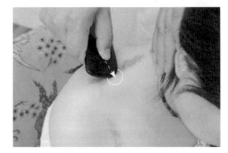

▲ 图 62 点压按揉肩井穴

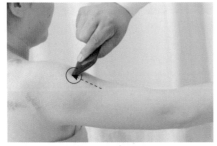

▲ 图 63 按揉弹拨肩髃穴

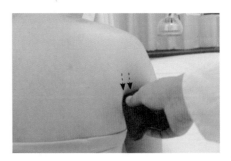

▲ 图 64 重刮肩贞穴

背部刮痧 65~67

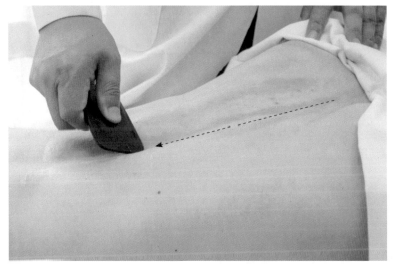

▲ 图65　背部正中刮痧

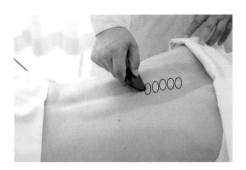

▲ 图66　点压按揉椎间隙

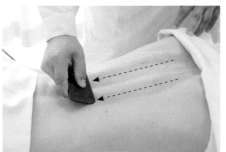

▲ 图67　背部脊柱两侧刮痧

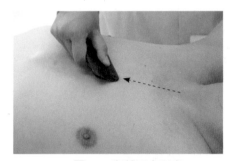

▲ 图 68　胸部正中刮痧

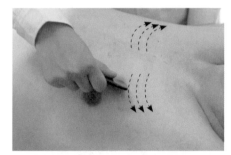

▲ 图 69　胸部两侧刮痧

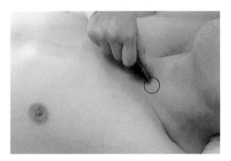

▲ 图 70　按揉天突穴

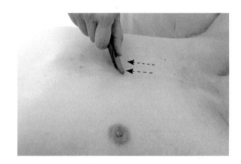

▲ 图 71　轻刮膻中穴

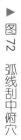

▶ 图 72　弧线刮中府穴

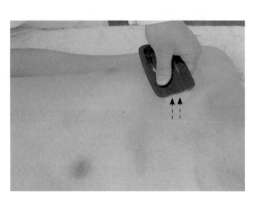

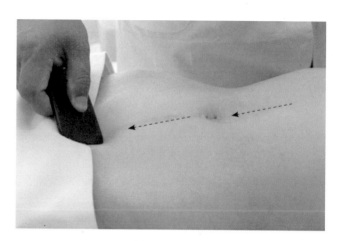

▲ 图73 腹部正中刮痧

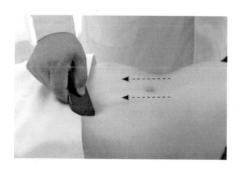

▲ 图74 腹部两侧刮痧

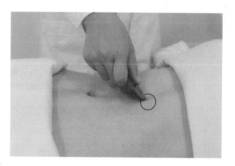

▲ 图75 按揉中脘穴

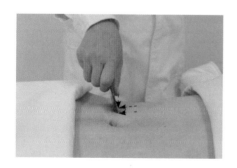

▲ 图76 重刮天枢穴

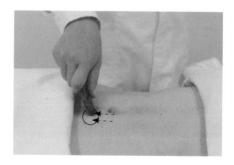

▲ 图77 轻刮气海穴

上肢刮痧 78~80

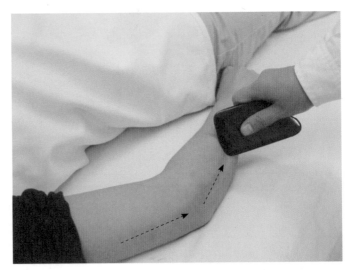

▲ 图 78　上肢外侧刮痧

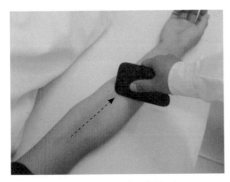

▲ 图 79　上肢内侧刮痧

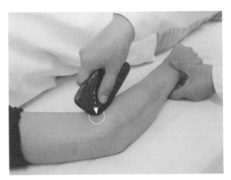

▲ 图 80　刮曲池穴

上肢刮痧 81~83

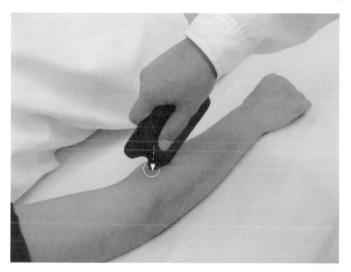

▲ 图81 刮手三里穴

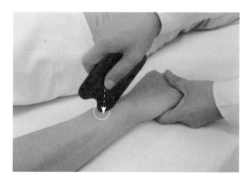

▲ 图82 刮外关穴

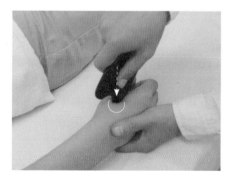

▲ 图83 刮合谷穴

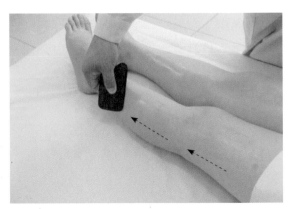

下肢刮痧 84~87

▲ 图84 下肢外侧刮痧

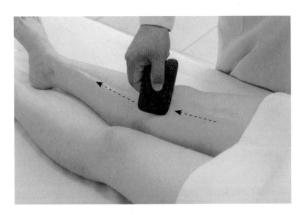

▲ 图85 下肢内侧刮痧

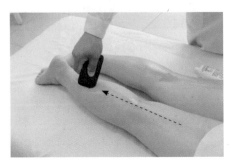

▲ 图86 下肢后侧刮痧

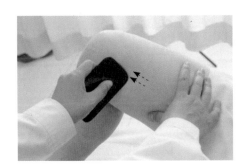

▲ 图87 刮血海穴

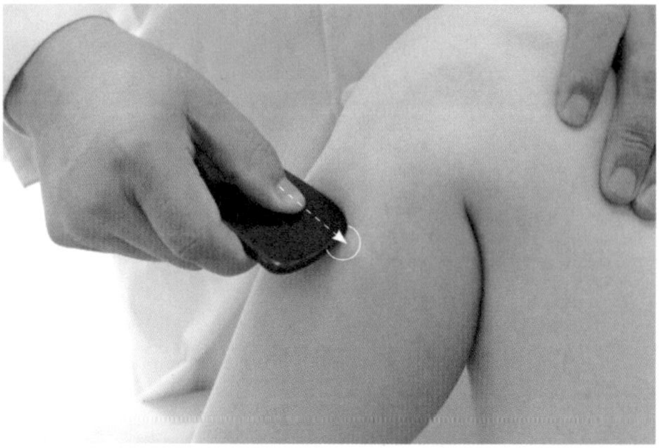

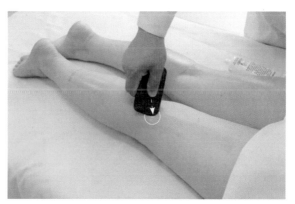

▲ 图 88　刮足三里

▲ 图 89　刮委中穴

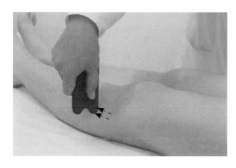

▲ 图 90　刮阳陵泉穴

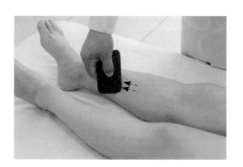

▲ 图 91　刮三阴交穴

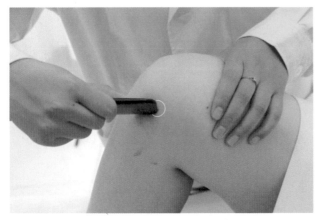

▲ 图92 点压按揉内膝眼

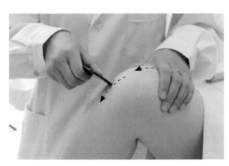

▲ 图93 膝关节前面刮痧

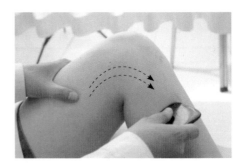

▲ 图94 膝关节内侧刮痧

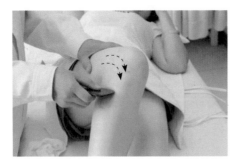

▲ 图95 膝关节外侧刮痧

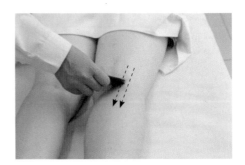

▲ 图96 膝关节后侧刮痧

腰部刮痧 97~98

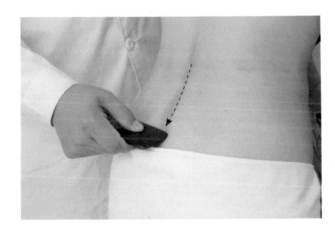

◄ 图 97　腰部正中刮痧

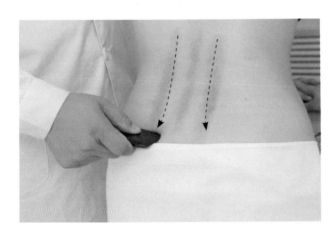

◄ 图 98　腰部两侧刮痧